Multitalent
Vitamin E

© Copyright   LebensBaum Verlag
Postfach 101849
D-33518 Bielefeld
Tel. 0521/172875, Fax 0521/68771

1. Auflage, 1999, 1-35 Tsd.

Die Deutsche Bibliothek – CIP-Einheitsaufnahme
Lange-Ernst, Maria-E.
Multitalent Vitamin E – gesund, fit und länger jung /
Maria-E. Lange-Ernst
- 1. Aufl. - Bielefeld : LebensBaum-Verl.-GmbH, 1999
ISBN 3-928430-23-8

Typografie und Satz: Wilfried Klei
Illustrationen: Angelika Trümper
Herstellung: Clausen & Bosse, Leck

ISBN 3-928430-23-8

Multitalent
Vitamin E

gesund, fit und länger jung

Maria-E. Lange-Ernst

Wir sind nicht nur
verantwortlich
für das, was wir tun,
sondern auch für das,
was wir unterlassen.

Molière

Inhalt

Register

Einführung

Der beruhigende Hinweis „One apple a day keeps the doctor away" ist nach neuen Untersuchungen ebenso überholt wie die Empfehlung „Eine normale, gemischte Kost enthält alle Vitamine, die der Mensch braucht, um gesund zu bleiben." In der unendlichen Geschichte und häufig kontrovers geführten Diskussion um die Aufnahmemengen von Mikronährstoffen war der Leitgedanke lediglich, mit Vitaminen in der Nahrung einen erkennbaren Mangelzustand auszuschließen, zum Beispiel mit Vitamin C den Skorbut. Neu ist heute der Trend weltweiter Ernährungsforschung, mehr zu tun und mit aktualisierten Zufuhrempfehlungen die Gesundheit auf breiter Grundlage zu optimieren. Auf diesem Wege soll der stetig wachsenden Anzahl ernährungsabhängiger Krankheiten rechtzeitig vorgebeugt und die Lebensqualität breiter Bevölkerungsschichten deutlich verbessert werden.

Wunsch und Wirklichkeit

Was El Niño für das globale Wetter, sind Schlagzeilen über Vitamine in der Medienlandschaft. Beide sorgen für ebenso unberechenbare wie stürmische Entwicklungen. So manche Lanze wird für Vitamin E, Folsäure oder Beta-Carotin gebrochen, letztendlich sorgen aber Schlagzeilen wie „Raucher - Finger weg von Vitaminpillen" oder „Forscher warnen – zu viel Vitamin C ist gefährlich" immer wieder für neue Verwirrungen.

Die Verunsicherung ist groß

Ob die landesübliche Kost den Vitaminbedarf verlässlich deckt und welche Mengen von den einzelnen lebenswichtigen Substanzen aufgenommen werden müssen, um Gesundheit und Fitness zu erhalten, wissen 66 Prozent der Deutschen nicht genau. Immerhin erklären 40 Prozent aller Bürger, dass gesunde Ernährung ein tragender Pfeiler des Wohlbefindens und der Krankheitsprophylaxe sei, aber nur 4 Prozent essen und leben auch tatsächlich gesund! Wegen dieser Verunsicherung wird laut Umfrage der Ernährungs- und Vitamininformation e.V. = evi (Erhebung aus den Jahren 1997/98) etwas zur Sicherstellung der Vitaminversorgung unternommen. „Reichlich Frischobst, Gemüse und Salat sowie ausgewogene Ernährung" sind Spitzenreiter dieser Maßnahmen (46 - 71 Prozent). Etwa ein Drittel schwört zusätzlich auf Vitaminsäfte. Ein Zehntel greift zu vitaminisierten Nahrungsmitteln, 22 Prozent nutzen Vitaminpräparate unterschiedlicher Art in Form von Brausetabletten, und 15 Prozent bevorzugen andere Darreichungsformen wie Kapseln.

Auf die Frage „Sind diese Vitaminzusätze ein willkommenes Alibi für unausgewogene Ernährung?" antwortet Professor Dr. Klaus Pietrzik vom Institut für Ernährungswissenschaft der Universität Bonn mit einem klaren „Nein!"

Der Ernährungsexperte empfiehlt eine dem Lebensstil angepasste moderate Nahrungsergänzung mit bestimmten Vitaminen und erklärt: „260.000 Herzinfarktpatienten in diesem Jahr (in Deutschland, d. Aut.) sind eindeutig zu viel, von den anderen ernährungsabhängigen und behandlungsbedürftigen Krankheiten ganz zu schweigen." Professor Pietrzik weist darauf hin, dass etwa ein Drittel der Gesamtkosten – mit steigender Tendenz – (Gesamtkosten im Gesundheitswesen: 470 Milliarden DM laut statistischer Berechnung von 1994) auf falsche Ernährungs- und Trinkgewohnheiten zurückzuführen sind und meint: „Drängt sich hier nicht die Frage nach geeigneter Vorsorge auf?"

Niemand darf sich aus der Pflicht zu Vorsorge und Eigenverantwortung schleichen, weder die Ärzte in Kliniken und Praxen, Ernährungswissenschaftler und -berater noch die Lehrerinnen und Lehrer, die staatlichen, privaten und gemeinnützigen Institutionen sowie Apotheken und Reformhäuser und last but not least die Journalisten – ebenso wenig natürlich Sie und ich. Ein jeder von uns ist aufgerufen, sich in aktuellen Gesundheits- und Ernährungsfragen zu informieren und neues Wissen in die Tat umzusetzen. Fehlernährung und Bewegungsmangel, Umweltstress, aber auch Unwissenheit und Gleichgültigkeit verursachen Krankheiten und menschliches Leid. Darüber hinaus überfordern sie unser Gesundheitswesen, dessen Kosten explodieren. Im Rahmen solcher Überlegungen gibt es ganz logische Prioritäten: An erster Stelle zweifellos eine dem tatsächlichen Energiebedarf angepasste, nach neuesten ernährungsmedizinischen Erkenntnissen zusammengestellte Kost. Sie sollte mit Hilfe von unterstützenden Nahrungsergänzungen optimale Voraussetzungen für die Erhaltung des Wohlbefindens und somit für das ganze Leben bieten.

Kapitel **I** Ernährung heute

Drahtseilakt zwischen Lust und Verdruss – Ernährung heute

Wie ist der Wissensstand über
unsere alltäglichen Nahrungsmittel?

Wie viel dürfen Sie wiegen?

Ernährungswirrwarr

Über- und Fehlernährung – oder die Henne
und das Ei

Frisch und gesund – Irrglaube oder Realität

Was sind Früchte und Gemüse heute noch wert?

Drahtseilakt zwischen Lust und Verdruss – Ernährung heute

Wir huldigen heute unserem Appetit und streben nach leckerem Verwöhnen in erlesener Qualität und zu jeder Zeit. Doch daraus hat sich ein Paradoxon ergeben: Wer zu viel vom süßen Kuchen nascht oder sich über Gebühr aus den Fleischtöpfen bedient, empfindet mehr oder minder starke Schuldgefühle. Das Überschreiten der zulässigen Kalorienzahl weckt das schlechte Gewissen in uns. Es mahnt: „Pass ja auf, du hast gerade gesündigt und musst zu gegebener Zeit dafür büßen."

Der Stoßseufzer: „Was ich mag, das darf ich nicht, und was ich darf, das mag ich nicht" ist für Ungezählte, insbesondere die linienbewussten jungen Frauen, zur alltäglichen Beklemmung geworden. So wird zuweilen nach Herzenslust geschlemmt und hernach in einer Art von Selbstgeißelung streng kontrolliert gegessen oder konsequent Diät gehalten. Den Pölsterchen und Rettungsringen an und um Bauch, Hüften, Po und Oberschenkeln wird dann gnadenlos der Kampf angesagt. Die meisten unter uns wissen zwar, was dick macht und welche Nahrungsmittel man meiden oder der schlanken Linie wegen bevorzugen sollte. Dennoch ist für viele der tatsächliche Gesundheitswert der verzehrten Nahrungsmittel mit ihren unterschiedlichen Inhaltsstoffen noch häufig ein Buch mit sieben Siegeln. Da heißt es zwar im Brustton der Überzeugung: Fett, nein danke, Süßes, um Gottes willen; dagegen gelten Salate und Gemüse als gesund, weil sie Vitamine enthalten. Brot und Kartoffeln haftet noch vielfach das Image dick machender

„Was ich mag, das darf ich nicht, und was ich darf, das mag ich nicht."

Kohlenhydrate an, während mageres Fleisch die Energiebilanz nicht strapazieren soll.

Wie ist der Wissensstand über unsere alltäglichen Nahrungsmittel?

Wir wissen zwar heute einiges über unsere täglichen Nahrungsmittel, aber zwischen vermeintlichen Kenntnissen und dem, was wir tatsächlich umsetzen, klafft eine gewaltige Lücke.

Die „Ratgeber"-Aufgabe in Sachen Ernährung des – mehr oder minder – kritischen Verbrauchers hat bereits rund um die Uhr die Werbung durch ihre unaufhörliche Berieselung übernommen. Dass hierdurch knallhart und gezielt Kaufinteresse geweckt, hingegen kaum fundiertes Ernährungswissen vermittelt wird, ist längst noch nicht jedem Zuschauer klar. Den Marketingstrategen passt das allerdings haargenau ins Konzept, wenn es gelingt, die Mehrzahl der Verbraucher davon zu überzeugen, dass zum Beispiel volles Korn, im satten Zuckerbett eines Müsliriegels versteckt, rundum gesund sei – und das Produkt deswegen gekauft wird. Dass damit etwa 500 Kalorien beim Verzehr eines solchen als gesund ausgelobten Nahrungsmittels zu Buche schlagen, wird bewusst verschwiegen. Die Nahrungsmittelhersteller nehmen uns auch die Sorge um das gefäßverstopfende Cholesterin oder die allgegenwärtige Angst vor überflüssigen Pfunden ab: Produkte wie cholesterinreduzierte Margarine und kalorienerleichterte Light-Nahrungsmittel füllen die Regale der Supermärkte. Trotz dieser „Erleichterung" sind etwa 50% aller Männer und Frauen hierzulande übergewichtig oder glauben es zu sein.

Wie viel dürfen Sie wiegen?

Seit einigen Jahren errechnet man sein Gewicht nicht nur über die Broca-Formel, sondern auch über den BMI (= Body-Mass-Index)

▶ Man rechnet folgendermaßen:

$$BMI = \frac{Körpergewicht\ in\ kg}{Körpergröße\ in\ m^2}$$

Wer z.B. 70 kg wiegt und einen BMI von 24 kg/m^2 aufweist, gilt gerade noch als normalgewichtig (20 - 24,9 kg/m^2).

BMI von 20-25 = Normalgewicht
BMI von 25-30 = Übergewicht 1. Grades
BMI von 30-40 = Übergewicht 2. Grades
BMI über   40 = Übergewicht 3. Grades

Bei 78 Kilogramm Körpergewicht und einer Größe von 1,65 m ergibt sich z.B.: 78 kg : 1,65^2 = 28,6 (BMI)

Das entspricht einem Übergewicht 1. Grades. Zwischen 30 und 39,9 BMI spricht man bereits von Adipositas (Fettsucht), während ein BMI jenseits von 40 auf extreme Fettsucht schließen lässt.

Ernährungswirrwarr

Wer kann sich da noch zurechtfinden, wenn Fleisch, Butter und Eier von der einen Seite als gesunde und natürliche Nahrungsmittel gepriesen und von den anderen als gefährliche Cholesterinlieferanten verteufelt werden? Welch seltsames Spiel die Nahrungsmittelindustrie uns auch vorgaukelt, wir fallen nur allzu bereitwillig darauf herein.

Was die landesüblichen, von der Industrie hergestellten Nahrungsmittel tatsächlich bieten, ob sie uns ausreichend mit lebenswichtigen Mikronährstoffen versorgen, das ist trotz strengem Lebensmittelgesetz und Deklaration der Inhaltsstoffe für viele Verbraucher undurchschaubar! Noch nie zuvor ist es uns Deutschen so gut gegangen. Wir werden nicht nur rundum satt, sondern sehen uns einer riesigen Auswahl leckerer Möglichkeiten gegenüber. Daher ist es höchste Zeit, das landläufige Ernährungswissen zu entrümpeln und hartnäckige Ungereimtheiten abzubauen. Nur durch eine Veränderung des Bewusstseins können wir es schaffen, dass die nachgewiesenermaßen hausgemachten ernährungsabhängigen Erkrankungen nicht weiter um sich greifen. Zu diesen behandlungsbedürftigen Folgekrankheiten einer Über-, Fehl- und Mangelernährung zählen Bluthochdruck und Diabetes mellitus, Herzkreislauf- und Gallenleiden, die Gicht, chronische Verstopfung, die Osteoporose, Leberzirrhose und sogar bösartige Geschwulsterkrankungen. Die Dunkelziffer seelischer Leiden und geistiger Ausfallerscheinungen aufgrund falscher Ernährungs- und Trinkgewohnheiten ist enorm.

Über- und Fehlernährung – oder die Henne und das Ei

Wer heute noch ernsthaft glaubt, einzig und allein gegen die Überernährung, sprich: unerwünschte Pfunde ankämpfen zu müssen und bereits damit genug für die eigene Gesundheitsvorsorge getan zu haben, irrt sich. Wir brauchen heute mehr denn je fundierte Kenntnisse darüber, was wir essen und trinken. Denn in jeder Lebensphase verändern sich, insbesondere durch physische und psychische Belastungen, aber auch durch Umweltstress die Anforderungen hinsichtlich der Ernährung ständig.

Unsere Nahrungsmittel werden von Food-Ingenieuren regelrecht „designed", um die höchstmögliche Akzeptanz bei den Verbrauchern ausschöpfen zu können. Was sich hinter diesen Eingriffen verbirgt und wie die Folgen aussehen, wird uns die Zukunft zeigen. Wer seine Nahrung käuflich erwirbt, braucht künftig immer mehr Wissen und Sicherheit, um das eventuelle Risikopotential für die eigene Gesundheit besser einschätzen zu können. Schon jetzt lullt eine Fülle von Ratgeber-Büchern, Radio- und Fernsehsendungen zum Thema gesunde, vollwertige Ernährung die Menschen förmlich ein. Doch sie verschweigen die alles entscheidende Tatsache, dass der schöne Traum von der gesunden Vollwertkost längst ausgeträumt ist. Die Mehrzahl aller Menschen im Essensparadies Deutschland nimmt Nahrungsmittel zu sich, die beispielsweise auf EU-zulässigen Gülleböden und -weiden herangezogen wurden. Darüber hinaus ist die Ackerkrume seit Jahrzehnten durch Monokulturen, Überdüngung und sonstige Praktiken der modernen Hochleistungslandwirtschaft ihrer biologischen Balance beraubt. Woher sollen denn die Nahrungsmittel dem *Vollwertigkeitsanspruch* noch genügen, wenn sie lebenswichtige Nährstoffe nur in verringertem Maß aus dem Boden ziehen können?

Frisch und gesund – Irrglaube oder Realität

Wenn Luftverschmutzung und saurer Regen Baudenkmäler zerbröseln lassen, so machen sie auch keinen Halt vor Feldern und Weiden, von nitrat- und düngemittelgeschwängertem Grundwasser ganz zu schweigen. Wer heute glaubt, dass eine Schale Salat am Tag den Vitaminbedarf des Körpers deckt, weiß leider zu wenig von moderner Ernährung. Da werden beispielsweise prachtvoll anzuschauende Tomaten aufgeschnitten, die im Treibhaus von keinem einzigen Sonnenstrahl berührt wurden und die Erde nur vom Hörensagen kennen. Das natürliche Umfeld

wird lediglich imitiert und mit Hilfe von Kunstlicht und Nähr-
lösung eine extrem kurze Wachstums- und Reifezeit erreicht.
Trotz dieser Tatsachen schreiben wir seelenruhig der Tomate
jene Inhaltsstoffe zu, die das beliebteste Gemüse der Deutschen
einst bei biologischen Aufzuchtbedingungen anzubieten hatte. Diese Verharmlosungsstrategie gilt *Was*
nahezu auf allen Gebieten. Sie stellt den Verbrau- *sind unsere*
cher ruhig und verdummt ihn als willigen Abneh- *Nahrungsmittel*
mer. Doch das Aufdecken von Missständen ist *heute noch*
unbequem und fordert Zivilcourage sowie ein un- *wert?*
ermüdliches Engagement, verantwortungsbewusst
und mutig zu recherchieren, um über Trends und
Entwicklungen rechtzeitig und objektiv aufklären zu können.

Die gesundheitlichen Folgeschäden und -kosten dieser
Verharmlosungsstrategie sind bereits jetzt verheerend. Die bisher erkennbaren Gesundheitsschäden durch Umweltbelastungen
werden zwar weitgehend als noch nicht „hinreichend wissenschaftlich erwiesen" verklausuliert, dennoch sprechen die Symptome von Allergien über Atemwegserkrankungen und Hautleiden bis hin zu Leukämien und Schädigungen des Erbguts in
den Körperzellen eine deutliche Sprache. Es geht heute um eine
ehrliche Aufklärung, verbunden mit der Freude an einem
gesundheitsorientierten Leben in Eigenverantwortung. Bislang
sind viele Versuche zu rechtzeitiger Vorsorge gescheitert, weil
sie den beachtlichen Zugewinn an Lebensfreude durch konsequente Veränderung des Lebensstils außer Acht ließen. Es geht
nicht mehr darum, lauthals die Leistungen des Staates, der All-
gemeinheit und der Krankenkassen für unser gesundheitliches
Wohl einzufordern, sondern zu überlegen, was wir selber aktiv
tun können, um die eigene Gesundheit zu fördern und zu bewahren, aber auch bereits verlorenes Wohlbefinden wieder zu-
rückzugewinnen.

Was sind Früchte und Gemüse heute noch wert?

In den vergangenen Jahren musste bei Obst und Gemüse ein enormer Verlust an Vitaminen und Mineralstoffen verzeichnet werden. Verantwortlich hierfür sind Schädigungen der Umwelt und das Konsumverhalten des Verbrauchers. Obst wird oft viel zu früh geerntet und unreif importiert, während das Gemüse durch Kochen (statt durch Dünsten) einen Großteil seiner wertvollen Inhaltsstoffe verliert.

Nahrungsmittel und Mineral-/Vitamin-Verluste		
NAHRUNGSMITTEL	MINERAL/ VITAMIN	VERLUST in %
Spinat	Magnesium	-68%
	Vitamin B6	-59%
	Vitamin C	-58%
Kartoffeln	Calcium	-70%
	Magnesium	-33%
Bananen	Calcium	-12%
	Folsäure	-84%
	Magnesium	-13%
	Vitamin B6	-92%

Quelle „Welt am Sonntag" am 24.8.98 (Auszug)

Vitamin E – ein Portrait

Was kann Vitamin E tatsächlich leisten?

Freie Radikale haben viele Väter

Natürliche Quellen für Vitamin E

Vitamin E – ein Portrait

Keines der bekannten Vitamine hat in den vergangenen Jahren so ausgiebig für Diskussionsstoff gesorgt wie das Vitamin E. Hochstilisiert zum Sex-Vitamin – weil Ratten bei Vitamin E-Mangel steril wurden – avancierte es zu einem Senkrechtstarter, hatte zugleich aber auch unter heftiger Kritik von Seiten mancher Wissenschaftler zu leiden.

Was kann Vitamin E tatsächlich leisten?

Bei Vitamin E handelt es sich um eine fettlösliche Substanz mit der aus dem Griechischen stammenden Bezeichnung Tocopherol (zu deutsch Geburtsträger).

In seiner ursprünglichen Form kommt Vitamin E vorwiegend in Weizenkeimen, Nüssen und Samen sowie schonend behandelten Pflanzenölen und -fetten vor. Geringe Mengen enthalten auch Eigelb und zuweilen frische Vollmilch. Heute sind sich die Wissenschaftler durchaus einig darüber, dass Vitamin E die wirksamste Oxidationsbremse zwischen Fett, fettlöslichen Substanzen und Sauerstoff ist, um gefährliche Lipidperoxidationen zu verhindern. Was heißt das? Aus dem Küchenalltag ist bekannt, dass ungeschützt dem Luftsauerstoff ausgesetzte Fette aller Art nach einer bestimmten Zeit einen unangenehmen ranzigen Geschmack bzw. Geruch annehmen. Ein ähnlicher Vorgang vollzieht sich für uns unbemerkt auch im Organismus. Überall treffen Fette und Sauerstoff aufeinander, und wäre da nicht Vitamin E, das hier auf die Bremse tritt, käme es im Körper zu Oxidationsprozessen. Schlicht und einfach bedeutet das:

Er würde ranzig. In und um jeder einzelnen unserer ca. 60 Billionen Körperzellen befinden sich zarte Membranen (= Wände), welche die Zelle von ihrer Umgebung abgrenzen. Auch im Zellinneren gibt es solche Membranen, die unter anderem den Zellkern und damit das Herzstück aller Informationen für die Bildung neuer Zellgenerationen schützen. Zur Stabilisierung dieser zarten Zellwände sind ungesättigte Fettsäuren notwendig. Sie gewährleisten gleichermaßen Elastizität und Stabilität. Sämtliche Nährstoffe sowie Sauerstoff für die Ernährung und Energiegewinnung der Zelleinheit müssen durch die Membranen geschleust werden. In gleicher Weise erfolgt der Rücktransport von Stoffwechsel-Endprodukten durch die Membran. Fette (Lipide) und Sauerstoff treffen nun unweigerlich an den zarten Zellwänden zusammen. Um hier Oxidationen (Verbrennungen) zu verhindern, hat die weise Natur Vitamin E in die Zellwände eingelagert. Es klingt logisch, dass Vitamin E einen lebenserhaltenden, unverzichtbaren Schutzstoff für jede Zelle darstellt. Ist er nicht in ausreichender Menge vorhanden, treibt der an sich lebensnotwendige Sauerstoff sein Unwesen, überrumpelt die ungeschützte Zellwand und kann diese angreifen, aufreißen und schlimmstenfalls zerstören. Ursache dafür ist das Entstehen von Freien Radikalen aus der Verbindung zwischen Sauerstoff und ungesättigten Fettsäuren, die nur durch die antioxidative Schutzwirkung des Vitamin E gesteuert werden können.

Vitamin E
— das Multitalent

So kommt es zu einer Verminderung von Oxidationen in und an den Zellen. Das ist das Herzstück des aktiven Zellschutzes durch Vitamin E, der ganz gezielt Verschleiß- und Alterungserscheinungen der Zellen verhindern und verzögern kann.

Vitamin E optimiert ferner die Energiereserven des Organismus und unterstützt damit die Sauerstoffversorgung des Herzens. Atemnot, Beklemmungen und rasche Erschöpfung bei körperlichen Belastungen werden deutlich reduziert. Außerdem sorgt es für einen zügigen Blutfluss und hält Arterien und feinste Haargefäße elastisch. So wird das Vitamin E zu einem natürlichen Herzschutzfaktor, auf dessen Hilfe kein gesundheitsbewusster Mensch verzichten sollte. Eine weitere Eigenart des Herzschutzes durch Vitamin E: Gefährliche Ablagerungen an und in den Gefäßwänden, die zu deren Verengungen führen, werden vermieden. Sie bilden sich immer dann, wenn Cholesterin und Blutfette von freien Sauerstoffradikalen angegriffen, verändert und ranzig geworden sind.

Vitamin E ist in besonderem Maße im zellreichen Bindegewebe nötig. Hier findet ein ständiger „Transitverkehr" zwischen haarfeinen Blutgefäßen und den angrenzenden Zellen statt. Alle Substanzen, die das Blut in Richtung Zellmembran verlassen und solche, die als Stoffwechsel-Endprodukte des biochemischen Betriebs wieder in die Blutbahn abgegeben werden, müssen das Bindegewebe passieren. Dieses aber neigt dazu, Zellmüll zu horten. Wir spüren die Auswirkungen als schmerzhafte Verkrampfungen und Verspannungen der Muskulatur. Die Blutgefäße sind eingeengt, so dass der Transit empfindlich gestört wird.

Rundumschutz durch Vitamin E

Vitamin E schützt außerdem das Muskelgewebe, die Gelenke, Bänder, Knorpel und Sehnen vor oxidativen Beeinträchtigungen, die sich bei zahlreichen rheumatischen Erkrankungen schmerzhaft bemerkbar machen.

Steht dem Organismus ausreichend Vitamin E zur Verfügung, wirkt dieser Mikronährstoff wie ein Allwettermantel gegen den Zugriff von Luftschadstoffen. Er schützt die Atemwege und die Lungen gegen die Auswirkungen von radikalbildenden Stickoxiden, Benzol, Ozon und Smog sowie gegen Schwefeldioxid.

Dermatologen berichten von erstaunlichen Heilerfolgen bei Hautschädigungen und -erkrankungen durch innere und äußerliche Anwendung von Vitamin E. Es beschleunigt den Heilungsprozess, da die Sauerstoffnutzung ökonomischer verläuft. Vitamin E stärkt die Widerstandskraft der Haut gegen Sonnenlicht und andere Witterungseinflüsse, die nachweislich zu Austrocknung und Faltenbildung führen. Vitamin E - Mangel macht sich durch hässliche Pigmentanhäufungen, die sogenannten Altersflecken, bemerkbar. Sie sind die sichtbaren Endprodukte aus Verbindungen zwischen Fetten und Sauerstoff. Altersflecken, wachsartige Pigmentanhäufungen, breiten sich auf Handrücken, Wangen und im Stirnbereich aus, bilden sich aber auch in den Lymphknoten, der Milz und Leber, den Nieren und der Muskulatur sowie an den Wänden der Blutgefäße.

Ein Freies Radikal ist ein „unvollständiges" Molekül, das sich im Verlauf einer chemischen Reaktion, zum Beispiel der Verbindung von Fett und Sauerstoff, verselbstständigt hat. Es trägt eines oder mehrere unpaarige Elektronen in sich und versucht daher außerordentlich aktiv, sich zur eigenen Vervollständigung mit anderen Molekülen zu vereinen.

▶ **Freie Radikale sind spezielle Moleküle, die im Gegensatz zu normalen eine ungerade Anzahl an Elektronen besitzen. Da Moleküle bestrebt sind, eine gerade Anzahl an Elektronen zu besitzen, sind Radikale sehr aggressiv, d.h. sie versuchen zu einer geraden Anzahl Elektronen zu kommen. Deshalb entreißen die Radikale anderen Molekülen ein Elektron, wodurch das andere Molekül seinerseits zu einem Radikal wird. Die Folge davon ist die für Radikale typische Kettenreaktion.**

Freie Radikale haben viele Väter

Eine Fülle von Substanzen und Einflüssen aus unserer unmittelbaren Umgebung besitzt die Eigenschaft, Freie Radikale im Körper zu bilden. Einige von ihnen können wir durch Vernunft weitgehend meiden, anderen sind wir mehr oder minder hilflos ausgeliefert. Freie Radikale werden erst dann zu schädlichen Substanzen, wenn sie überhand nehmen und vom Körper nicht mehr kontrolliert werden können.

Folgende Faktoren können die Belastung mit Freien Radikalen erhöhen
1. Zigarettenrauch
2. Polivalente Schwermetalle wie Blei und Cadmium
3. Natriumnitrit aus der Konservierung von Fleisch- und Wurstwaren
4. Schadstoffe in der Luft wie Benzol und Smog sowie Stickoxide und Schwefeldioxid
5. Nitrat und Pestizide aus der Überdüngung und Schädlingsbekämpfung
6. Natürliche kosmische Strahlung (Sonnenlicht)
7. Röntgenstrahlen
8. Rückstände von Medikamenten und Drogen
9. Toxische Stoffwechselprodukte, die durch Krankheiten, Negativstress und Erschöpfung im Körper entstehen

▶ Nie zuvor waren wir Menschen einem derartigen Ansturm an Umweltgiften und Schadstoffen aller Art ausgeliefert. Das heißt:

Die vielfältigen Auswirkungen solcher für den menschlichen Körper bislang unbekannten Belastungen aus der Umwelt sind bislang weder in ihrer Komplexität noch hinsichtlich ihrer breit gefächerten Folgeerscheinungen exakt wissenschaftlich abgeklärt. Wird das Zusammenspiel der Umweltschadstoffe in seiner Summe außer Acht gelassen, weil lediglich für einzelne Substanzen zulässige Grenzwerte definiert sind, kommt dies einer Unterlassung gleich. Erst die Addition aller Aufnahmen von Stickoxid, Benzol, Smog und Ozon sowie weiterer körperfremder Substanzen kann ein vollständiges Bild der Belastungen in ihrer Summe ergeben. Hier gilt es anzusetzen, um die mutmaßliche Gefahr durch den Ansturm Freier Radikale in Grenzen zu halten und dem Körper aktiven Zellschutz nach neuestem Erkenntnisstand anzubieten.

Zusammenfassung:

- Vitamin E verhindert, dass durch die Reaktion von ungesättigten Fettsäuren mit Sauerstoff (Kettenreaktion) vom Körper nicht mehr beherrschbare Mengen Freier Radikale gebildet werden.

- Vitamin E schützt vor Arteriosklerose, Infarkt und Schlaganfall, beugt Hautleiden, rheumatischen Erkrankungen und – im Verbund mit anderen Antioxidantien – Geschwulstleiden vor.

- Vitamin E wirkt gegen vorzeitige Zellalterung.

- Vitamin E aktiviert die Abwehrfähigkeit des Organismus.

- Vitamin E ist ein verlässlicher Verbündeter gegen Belastungen durch Umweltschadstoffe.

Natürliche Quellen für Vitamin E

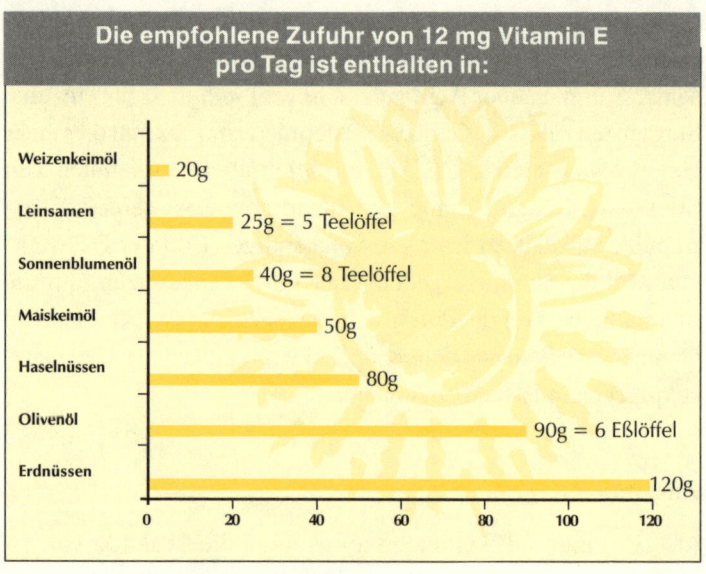

Die empfohlene Zufuhr von 12 mg Vitamin E pro Tag ist enthalten in:

Weizenkeimöl	20g
Leinsamen	25g = 5 Teelöffel
Sonnenblumenöl	40g = 8 Teelöffel
Maiskeimöl	50g
Haselnüssen	80g
Olivenöl	90g = 6 Eßlöffel
Erdnüssen	120g

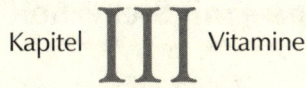

Vitamine – mit Sicherheit gesund

Das fettlösliche Vitamin E und seine Sonderstellung

Wann sind höhere Vitamin E - Gaben geboten?

Vitamin E – „natürlich" und „synthetisch"

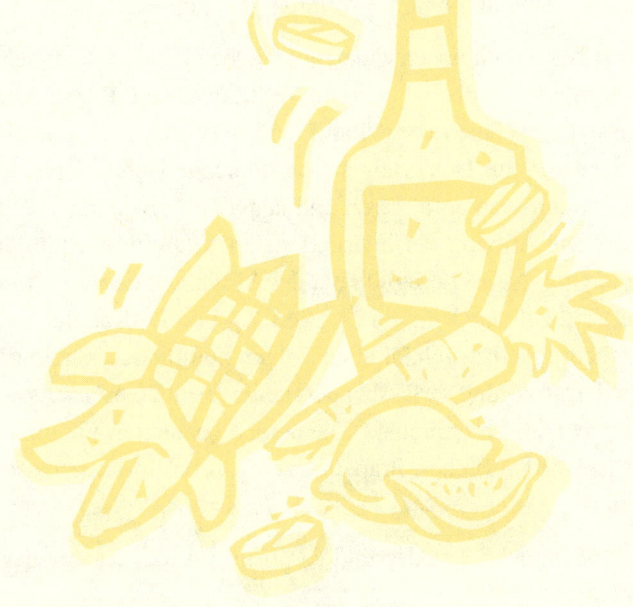

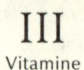

Vitamine – mit Sicherheit gesund

Niemand bezweifelt heute ernsthaft: Vitamine halten uns gesund und fit, sie sind lebenswichtige Nahrungsbestandteile, die der menschliche Organismus für seine ungezählten Funktionen benötigt. Da der Körper bis auf ganz geringfügige Ausnahmen (z.B. Vitamin D und K) Vitamine nicht selbst bilden kann, müssen wir sie regelmäßig, am besten täglich mit der Nahrung aufnehmen. Die viel diskutierte und strittige Frage ist nur: Welche Mengen sind anzuraten?

Unklarheit besteht vielfach darüber, ob die landesübliche Mischkost ausreicht oder ob man zu entsprechenden Nahrungsergänzungspräparaten greifen sollte, falls der persönliche Speiseplan keine optimale Versorgung gewährleistet.

Nach zahlreichen widersprüchlichen Veröffentlichungen beschäftigt gesundheitsbewusste Verbraucher die Frage: Machen zusätzliche Gaben von Vitaminen krank, können vielleicht sogar bestimmte Dosierungen das Gleichgewicht körpereigener Stoffwechselabläufe stören und negative Folgen nach sich ziehen? Die Antwort der internationalen Vitaminforschung lautet eindeutig: Nein! Lediglich bei der Aufnahme größerer Mengen der fettlöslichen Vitamine A (Retinol) und D (Kalciferol) kann es theoretisch zu schädlichen Folgen kommen. Deshalb gibt es für die Dosierung verlässliche Regelungen des Gesetzgebers zum Schutze des Verbrauchers. Die beiden genannten Vitamine sind in frei verkäuflichen Präparaten nur in bestimmten Dosierungen zugelassen.

Mögliche Schäden und Vergiftungen sind also mit der Einnahme von Vitaminen zur Nahrungsergänzung und bei Beachtung der täglichen Dosierung eindeutig nicht zu erwarten. Wer das Gegenteil behauptet, ist nicht auf dem aktuellen Stand der Vitaminforschung und schürt unnötige Verunsicherung.

Das fettlösliche Vitamin E und seine Sonderstellung

Vitamin E (Tocopherol) ist ein sicherer Radikalfänger und nimmt gegenüber den ebenfalls fettlöslichen Vitaminen A, D und K eine Sonderstellung ein. Der essentielle Nährstoff besitzt nach heutigem Kenntnisstand keine schädlichen Nebenwirkungen, selbst bei Einnahmemengen von mehreren hundert Milligramm pro Tag. Zahlreiche wissenschaftliche Studien belegen, dass Einnahmemengen von über 200 mg pro Tag völlig unbedenklich sind. Eine Aufnahme von 600 mg Tocopherol täglich gilt als absolut sicher, das entspricht je nach Präparat 600 - 900 IE (Internationale Einheiten). Selbst eine noch höhere Aufnahme des fettlöslichen Vitamins E im therapeutischen Bereich bis zu 3200 IE verursacht keine Schäden.

Die Deutsche Gesellschaft für Ernährung (DGE) empfiehlt die tägliche Aufnahme von 12 mg Vitamin E mit der Nahrung für gesunde Personen. Mittlerweile sind führende Wissenschaftler der Ansicht, dass diese Menge viel zu gering bemessen ist, vor allem dann, wenn ungesättigte Fettsäuren aus Margarine und Ölen verzehrt werden. In diesem Fall ist die Gegenwart von Vitamin E erforderlich, um Reaktionen zwischen den ernährungsphysiologisch günstigen Fetten mit Sauerstoff abzupuffern. Gesunden Erwachsenen wird geraten, mindestens 15-30 mg Vitamin E täglich aufzunehmen, um einen „präventiven Vitamin E-Spiegel" im Blut zu erreichen. Denn Vitamin E schützt vor Freien Radikalen und anderen aggressiven Sauerstoffverbindun-

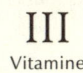

gen und -formen und besitzt somit einen aktiven vorbeugenden Charakter bei Erkrankungen des Herz-Kreislauf-Systems, dem Schlaganfall und zu frühen Alterungsprozessen der Zellen. Experten empfehlen diesen präventiven Ansatz als unerlässlichen Baustein der eigenverantwortlichen Gesundheitsvorsorge (Primärpävention).

Wann sind höhere Vitamin E-Gaben geboten?

Sprechen Mediziner und Ernährungsexperten von höheren Dosierungen, betrifft das die Sekundärprävention. Hier geht es um den günstigen Einfluss von Vitamin E bei bereits erkennbaren Schädigungen und Verkalkungen der Arterien und/oder nach überstandenem Herzinfarkt. Verschiedene Studien zeigen deutlich, dass Einnahmemengen zwischen 600 - 800 IE Vitamin E und häufig sogar darüber hinaus positive Wirkungen auf das Krankheitsbild ausüben.

Wegen der entzündungshemmenden Eigenschaften von Vitamin E wird Rheumapatienten neben sogenannten nichtsteroidalen Antirheumatika eine tägliche Einnahme von 400 IE

Drei wichtige Gesichtspunkte der Vorbeugung (Prophylaxe)

1. Die Aufnahme von Vitamin E mit Hilfe gesunder Nahrungsmittel (der nutritive Ansatz).

2. Die Primärprävention mit einer Anhebung der täglichen Vitamin E-Aufnahme auf der Grundlage einer gezielten Nahrungsergänzung.

3. Die Sekundärprävention für bereits erkrankte Menschen, die einer Neuerkrankung oder einem weiteren Fortschreiten ihres Leidens vorbeugen möchten.

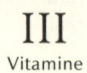

und mehr empfohlen. Der Vorteil: Die Dosierung der entzündungshemmenden Medikamente kann spürbar gesenkt werden.

Vitamin E – „natürlich" und „synthetisch"

Im Zusammenhang mit dem aus pflanzlichen Ölen gewonnenen Vitamin E wird der Begriff „natürlich" verwendet. Da mit dieser Bezeichnung normalerweise die Assoziation verbunden wird, es handele sich um ein unverändertes Produkt in seinem ursprünglichen Zustand, ist dies für Vitamin E aus Pflanzenölen nicht ganz korrekt. Auch die Isolierung von natürlichem Vitamin E muss Weiterverarbeitungsprozesse durchlaufen, sein Ursprung jedoch lässt sich eindeutig auf pflanzliche Öle zurückführen.

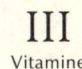

Die wissenschaftliche Erklärung, wonach Vitamin E natürlichen Ursprungs die höchste biologische Wirksamkeit besitzt, finden Sie auf S. 32.

Generell werden unter der Bezeichnung Vitamin E alle Tocol-und Tocotrientol-Derivate verstanden, die Vitamin E-Aktivität aufweisen. Je nach Zahl und Stellung der Methyl-Gruppen an bestimmten C-Atomen im Ringsystem unterscheidet man α-, β-, χ-, δ-Tocopherol. α-Tocopherol ist die am weitesten verbreitete Form und besitzt die höchste biologische Wirksamkeit. In ihrer Seitenkette haben die Tocopherole drei chirale C-Atome, so dass je Tocopherol 8 Stereoisomere möglich sind. Während das aus pflanzlichen Ölen gewonnene Vitamin E die absolute Konfiguration RRR-α-Tocopherol = d-α-Tocopherol aufweist, ist das synthetisch hergestellte ein Gemisch aus 8 verschiedenen Stereoisomeren des α-Tocopherols. Man bezeichnet letzteres auch als all-rac-α-Tocopherol oder auch d,l-α-Tocopherol. Die Stereoisomere unterscheiden sich deutlich in ihrer quantitativen Wirkweise.

Aus diesem Grunde müssen von synthetischem Vitamin E mindestens 36% mehr aufgenommen werden, wenn die gleiche biologische Wirkung wie die des Vitamins E aus natürlichen Quellen erzielt werden soll. Einige Wissenschaftler sprechen dem Vitamin E aus natürlichen Quellen sogar eine Verdoppelung der Wirkung gegenüber dem synthetisch hergestellten zu. Steht auf einer Verpackung d-α-Tocopherol, bedeutet dies: Das Vitamin E wurde aus natürlichen Quellen gewonnen. Bei α-Tocopherol handelt sich meistens um synthetische Produkte.

Die Maßeinheit für Vitamin E, ob Milligramm (mg) oder Internationale Einheiten (IE), bezieht sich bei allen Vitamin E-Formen auf das sogenannte Tocopherol-Äquivalent. Die Tabelle zeigt, wie das Wirksamkeitsspektrum aussieht:

Das Wirksamkeitsspektrum von Vitamin E		
Vitamin E-Quelle	d-α-Tocopherol Äquivalente(mg)	Internationale Einheiten (IE)
1 mg d-α-Tocopherol	1,00	1,49
1 mg d-α-Tocopherylacetat	0,91	1,36
1 mg d-α-Tocopheryl-hydrogensuccinat	0,81	1,21
1 mg d,l-α-Tocopherol	0,74	1,10
1 mg d,l-α-Tocopherylacetat	0,67	1,00
1 mg d,l-α-Tocopherylsuccinat	0,60	0,89

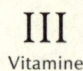

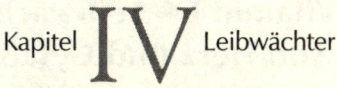

Vitamin E – Leibwächter von Herz und Gefäßen

Bluthochdruck – der leise Killer

Was bedeutet eigentlich „normaler Blutdruck"?

Enorme Kosten durch blutdrucksenkende Medikamente

Wir haben es selbst in der Hand

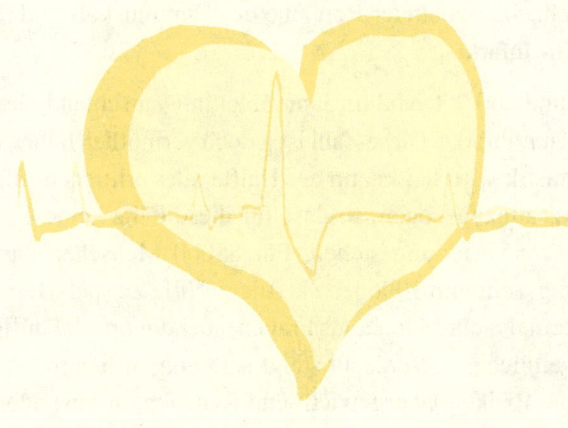

Vitamin E – Leibwächter
von Herz und Gefäßen

Unser Lebensmotor – das Herz – besteht aus einem Hohlmuskel, etwa so groß wie die eigene Faust. Dieser hält quasi als Druck- und Ansaugpumpe den unablässigen Blutkreislauf durch das 150.000 Kilometer lange Gefäßsystem des Organismus in Gang. Die Herzwände sind bis zu 1,5 cm dick und von einem dichten Adergeflecht durchzogen und umgeben. Diese Adern versorgen rund um die Uhr den Herzmuskel mit Sauerstoff und energiereichen Nährsubstanzen. Weil sie kranzförmig um das Herz angeordnet sind, nennt man sie Herzkranzgefäße. Ein Herzinfarkt, auch Myokardinfarkt genannt, kann im Bereich einer Engstelle einer Herzkranz-Arterie, welche sich im Verlauf einiger Jahre entwickelt hat, bei einer akuten Verstopfung auftreten. Dann verstopft ein Blutgerinnsel die lebenswichtige Sauerstoff- und Energieanlieferung. Der plötzliche Ausfall führt zum Absterben nachgeschalteter Bereiche des Herzmuskels und damit zu einem Infarkt.

das Herz – unser unermüdlicher Lebensmotor

Rund 260.000 Mal im Jahr lautet in Deutschland die Diagnose: Herzinfarkt! Diese Zahl ist jedoch vermutlich höher, denn laut Statistik wird bei knapp der Hälfte aller erlittenen Infarkte kein Arzt hinzugezogen, so dass für diese Fälle keine exakten Zahlen zur Verfügung stehen. Für 85000 Menschen kam im Erhebungszeitraum 1996 jede ärztliche Hilfe zu spät. Betroffen sind viermal mehr Männer als Frauen, aber die Infarkthäufigkeit beim weiblichen Geschlecht steigt seit einigen Jahren deutlich durch die Risiken Übergewicht und Rauchen, insbesondere im

Verbund mit der Einnahme der Pille und durch Stressbelastungen stetig an.

Bluthochdruck – der leise Killer

Neben den bereits genannten Risiken ist Bluthochdruck ein ganz wesentlicher Schrittmacher für den Herzinfarkt, den Schlaganfall und krankhafte Gefäßveränderungen, die Arteriosklerose genannt werden. Rund 20% aller Erwachsenen hierzulande leiden unter Bluthochdruck – Tendenz steigend. Die Dunkelziffer ist hoch, denn Bluthochdruck tut nicht weh und zeigt normalerweise keine spürbaren Symptome. Viele Betroffene leben jahrelang mit Bluthochdruck wie mit einer Zeitbombe. Sie arbeiten, genießen ihre Freizeit, lachen, weinen und lieben, während der besondere Saft unter krankhaftem Druckverhältnis durch das weitverzweigte Gefäßsystem pulsiert.

▶ **Aktuelle Studien zeigen: Etwa 60% der Betroffenen weisen bereits eine mehr oder minder ausgeprägte Einschränkung der Herzleistung auf, wenn sie vom Arzt hören, dass sie Bluthochdruck haben. Da der Lebensmotor ständig gegen den zunehmenden Widerstand eingeengter Blutgefäße anpumpen muss, besteht nicht nur für das Herz, sondern auch für die Nieren, die Hirngefäße und Augen Gefahr.**

Ob Bluthochdruck als Krankheit an sich oder schlicht als Symptom anzusehen ist, beschäftigt die medizinisch-klinische Forschung seit geraumer Zeit. Es heißt: Ist eine medizinische Ursache erkennbar, betrachten wir heute den mit ihr verbundenen Bluthochdruck als Symptom. Kennen wir eine solche Ursache nicht, so betrachten wir ihn als Krankheit an sich. Auf dieser Grundlage lassen sich allgemein die Betroffenen mit hohem Blutdruck in zwei Gruppen einteilen:

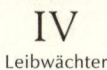

1. Drückt sich die Ursache nicht in einer erkennbaren Krankheit aus, wird von essentieller Hypertonie oder primär erhöhtem Blutdruck gesprochen.

2. Liegt hingegen eine medizinisch erkennbare Ursache vor, sprechen die Ärzte von sekundär erhöhtem Blutdruck.

Die Steigerung der Blutdruckwerte bei einer essentiellen Hypertonie lässt sich folgendermaßen erklären: Im Körper wird dem „Allroundorgan" Blut in den feinen Haargefäßen Widerstand entgegengesetzt. Anfänglich kann diese Verengung in den meisten Fällen durch eine Lebensstil-Korrektur behoben werden (siehe Aufzählung der Risikofaktoren).

Nach den Erkenntnissen der Schulmedizin gibt es für die Verengung in den feinen Haargefäßen zwei klassische Erklärungen: Die eine besagt, dass der Sympathikus im Zustand der Überaktivität den Körper in ständige Unruhe versetzt und dadurch eine Verengung, also eine Spannung in den Haargefäßen herbeiführt. Nach der anderen Auslegung findet diese Verengung durch Ablagerungen (Plaques) in und an den Gefäßwänden statt.

Risikofaktoren für die Ausbildung von Bluthochdruck sind:

- Übergewicht aufgrund landesüblicher Fehlernährung
- Das Gefäßgift Nikotin
- Bewegungsarmut
- Fettstoffwechselstörungen und erhöhter LDL-Cholesterinspiegel
- Erhöhte Blutzucker- und Harnsäurewerte
- Negativstress
- Alkoholmissbrauch

Nach aktuellen Forschungsergebnissen ist davon auszugehen, dass eine genetisch bedingte Bereitschaft zur Ausbildung von Bluthochdruck auf bestimmten enzymatischen Ursachen in der Niere zurückzuführen ist. Deshalb sind in Familien mit gehäuft auftretendem Bluthochdruck aktive Vorsorgemaßnahmen und regelmäßiges Blutdruckmessen unbedingt erforderlich.

Was bedeutet eigentlich „normaler Blutdruck"?

Nach der Definition der Weltgesundheitsorganisation (WHO) sollte der normale Blutdruck unter 140 mmHg systolisch und unter 90 mmHg diastolisch liegen. Im Alltag heißt das ganz simpel 140:90. Wird dieser Grenzwert überschritten, liegt eine Hypertonie, ein Bluthochdruck vor. Wenn unser Körper bei Bluthochdruck lediglich geringfügige Warnsignale aussendet, sollte es selbstverständlich sein, den Blutdruck regelmäßig kontrollieren zu lassen. Das gilt insbesondere für Männer und Frauen, die das 45. Lebensjahr vollendet haben. Allerdings ist Bluthochdruck durchaus keine typische Alterserkrankung. Er wird zunehmend auch bei Kindern und Jugendlichen diagnostiziert. So ist niemand aus der Verantwortung entlassen, denn der „leise Killer" ist

► Schrittmacher der Arteriosklerose

► Risikofaktor für die Ausbildung koronarer Herzerkrankungen

► Verursacher eines Schlaganfalls

Bereits in den 70er Jahren prognostizierte Prof. Dr. G. Schettler, einer der führenden Herz-Kreislauf-Spezialisten: „Die Lösung des Hypertonie-Problems stellt die größte Chance dar, welche die Medizin jemals gehabt hat."

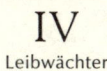

Enorme Kosten durch blutdrucksenkende Medikamente

Nirgends sind Medikamente gegen Bluthochdruck derart gefragt wie in Europa. Die Häufigkeit dieser Erkrankung macht den Markt für die sogenannten Antihypertonika zu einem der größten in der Welt. Rund 8,1 Milliarden DM wurden im Jahre 1997 umgesetzt. Zum Ende des Prognosezeitraums im Jahre 2004 erwartet man bis zu 18 Milliarden DM, denn bislang erhält nur jeder vierte Hochdruckpatient in Europa eine angemessene Behandlung, und die Herz-Kreislauf-Erkrankungen infolge Bluthochdruck zählen unverändert zu den häufigsten Todesursachen in Europa. In diesem Zusammenhang sei angefügt: Vitamin E ist nicht nur für viele Menschen eine Hoffnung, ihre Lebensqualität zu steigern, dem Bluthochdruck vorzubeugen und gleichzeitig Krankheitskosten zu sparen, es ist auch ein biologischer Herzschutzfaktor, der auf natürliche Weise hilft und keine Nebenwirkungen hervorruft.

Wir haben es selbst in der Hand

Es gehört heute zu den wissenschaftlich belegten Erkenntnissen, dass Bluthochdruck bei Übergewichtigen unverhältnismäßig häufiger auftaucht als bei Normalgewichtigen. Da hierzulande bisher eine umfassende Ernährungs-Verhaltensforschung praktisch nicht existiert, konnte die „Volksseuche Übergewicht" bislang nicht wirksam eingedämmt werden. Es wird endlich zu klären sein, warum die Menschen essen, was sie essen.

Auf der Suche nach der „richtigen" Ernährung wurde die Bevölkerung bislang weitgehend allein gelassen oder mit widersprüchlichen Erkenntnissen „abgespeist". Hier liegt auch die Erklärung dafür, dass nur rund 4% der Deutschen auf gesunde Ernährung achten.

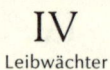

Deshalb sollten die Gesundheits-, Ernährungs- und Verbraucherberatungen dringend auf den Prüfstand gestellt und durch ein Umsetzen aktueller Erkenntnisse reformiert werden. Andernfalls ändert sich auch zukünftig wenig und die gefährliche Entwicklung, wonach bereits fast jeder zweite erwachsene Bundesbürger überflüssige Pfunde mit sich umherschleppt und jedes dritte Schulkind zu dick ist, schreitet fort. Die weit verbreitete Fettleibigkeit ist primär kein biochemisches, sondern ein psychisch und soziokulturell verursachtes Phänomen, das tief im „way of life" verwurzelt ist. Fehlernährung, Übergewicht und Fettsucht (Adipositas) lassen sich nur schwer mit gut gemeinten Appellen an den menschlichen Verstand und ausgeklügelten Kalorientabellen beseitigen. Das Ess- und Trinkverhalten beruht auf sachlich nicht erklärbaren Gefühlsbereichen und einer Vielzahl gesellschaftlicher Faktoren. Es ist an der Zeit, Gesundheitsbewusstsein und ein neues Ernährungsverhalten mit anderen Zielen zu besetzen als nur der schlanken Linie nachzujagen. Sie könnten lauten: Ich habe Lust auf Gesundheit, ich möchte mich auf meinen Körper verlassen können und möglichst alles tun, um hausgemachte Erkrankungen zu vermeiden. Dazu zählt an erster Stelle, die optimale Versorgung mit allen lebenswichtigen Substanzen – insbesondere Vitamin E – in ein sinnvolles Vorsorge- und Schutzprogramm einzubauen.

Lieber schlank und gesund als dick und krank

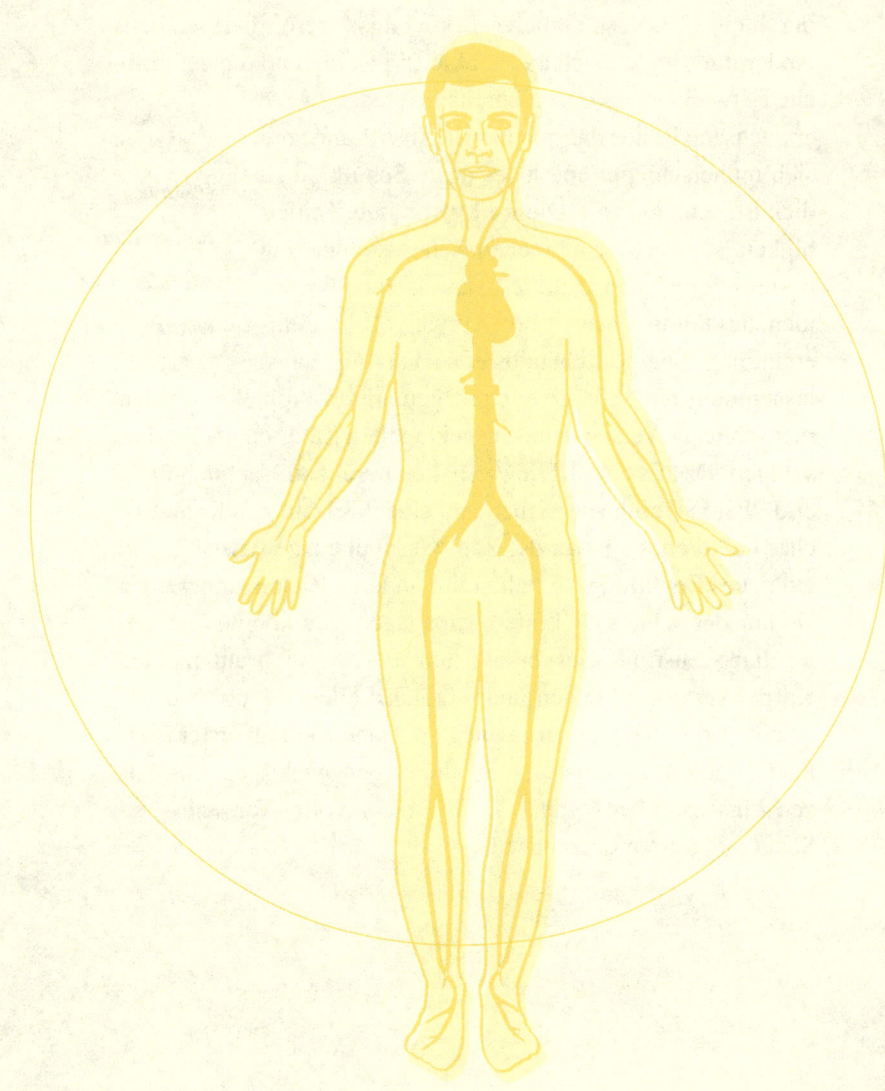

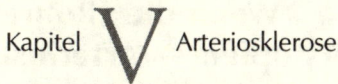

Wenn die „Rohre" verstopfen – Arteriosklerose

Wenn es dem Blut in den Adern zu eng wird

Böses (LDL-) Cholesterin – wie hoch darf es sein?

Wieviel Vitamin E für optimalen Herzschutz?

Ratschläge für ein Leben mit
einem kraftvollen Herz und gesunden Gefäßen

Wie kündigt sich ein Herzinfarkt an?

Minuten entscheiden – was ist bei einer
Herzattacke zu tun?

Wenn die „Rohre"
verstopfen – Arteriosklerose

Bei koronarer Herzerkrankung sind die Kranzgefäße derart verengt, dass die Versorgung des Herzmuskels mit Energie und Sauerstoff nicht mehr störungsfrei vonstatten geht. Schon seit den 50er Jahren weiß man, dass zu viel Cholesterin und Blutfette Herz und Kreislauf Schaden zufügen. Fett-Eiweiß-Verbindungen (Lipoproteine) in unterschiedlicher Dichte werden als unverzichtbare Nährstoffträger für ein Billionenheer von Zellen mit dem Blutstrom transportiert. Jenes Cholesterin, das in Lipoprotein hoher Dichte (HDL = High Density Lipoproteins) wandert und auch „gutes Cholesterin" genannt wird, vermag die Blutgefäße vor der gefürchteten Verkalkung zu bewahren. Dagegen schädigt das „böse" LDL (= Low Density Lipoproteins)-Cholesterin von geringer Dichte die Gefäßwände. LDL setzt sich aber nur in und an den Gefäßwänden fest, wenn es alt und ranzig geworden ist, weil beim Zusammentreffen von Fett und Sauerstoff vom Körper nicht mehr beherrschbare Freie Radikale Oxidationsprozesse auslösten. Mit einer optimalen Vitamin E-Versorgung lässt sich diese Entwicklung abfangen, weil dann Freie Radikale unschädlich gemacht werden.

Die zu körpereigener Abwehr bestimmten Fresszellen (Makrophagen) betrachten das oxidierte und darum ranzige „böse" Cholesterin als Gegner. Zwar gehen sie an ihrer Gefräßigkeit dann selber zu Grunde, doch entstehen aus dem Zerfall sogenannte Schaumzellen, die fettig-weißlichen Beeten gleichen und sich als Plaque an der Innentapete der Gefäßwand festsetzen.

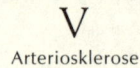

Nicht selten verursachen diese Plaque Entzündungen des direkten Umfeldes, immer aber verengen sie die lichte Weite des betroffenen Gefäßes. Bricht ein Plaque – zum Beispiel durch Bluthochdruck – auf, entsteht ein gefährliches Blutgerinnsel. Dieses kann eine Blutader fast oder gänzlich verstopfen, der Blutzufluss wird unterbrochen, es droht ein Infarkt. Das Gleiche geschieht im Gehirn bei einem Schlaganfall oder beim Verschluss einer Beinarterie (Schaufensterkrankheit).

Wenn es dem Blut in den Adern zu eng wird

Ein Übermaß an „bösem" Cholesterin und Fettpartikeln im Blut steigert dessen Gerinnungsneigung. So genannte Triglyceride, die zum Beispiel nach einem fettreichen Essen erheblich ansteigen, verstärken diesen Zustand noch kräftig. Nimmt man zuvor Vitamin E und C ein, fließt das Blut nicht träge wie Ketchup, sondern zügig durch die Adern. Das sollte Sie aber keineswegs ermuntern, nach Herzenslust und in beliebiger Menge tierische Fette zu konsumieren! Im Gegenteil – schränken Sie für die Gesundheit Ihres Herzens und elastischer Gefäße den Fettverzehr auf etwa 60-80 Gramm pro Tag ein. Nutzen Sie im Küchenalltag hochwertige Pflanzenöle mit ungesättigten Fettsäuren. Nehmen Sie sich ein Beispiel an der sogenannten Mittelmeerküche! Aus breit angelegten Studien ist bekannt, dass diese Mittelmeerküche, eine Ernährung mit reichlich Früchten, grünem und kräftig gefärbtem Gemüse, Olivenöl und frischem Fisch gefäßschützend wirkt. An Butter, Sahne und Fleisch wird gespart, und ein Glas Wein zum Essen steigert nicht nur den Genuss, sondern hilft den Gefäßen , durchgängig und elastisch zu bleiben.

Auf Kreta, wo nachweislich das meiste Olivenöl pro Kopf und Jahr verzehrt wird, gibt es die wenigsten Herzinfarkte in ganz Europa!

„Böses" (LDL-) Cholesterin – wie hoch darf es sein?

Weil das LDL-Cholesterin eine Arterienverkalkung positiv beeinflusst, sollte sein Anteil unbedingt niedrig gehalten werden. Und weil das „gute" (HDL-) Cholesterin den Gefäßen hilft, gesund und elastisch zu bleiben, sollte dessen Anteil im Blut hoch sein. Teilt man den LDL- durch den HDL-Anteil, wäre bei Herz- und Gefäßpatienten ein sogenannter Zielwert von 2,5 wünschenswert. Bei einem LDL-Blutspiegel von 100 mg/dl und einem HDL von 40 mg/dl zum Beispiel wären diese Voraussetzungen gegeben. Nur findet man sie häufig bei Vegetariern, und sie sind deshalb für die Allgemeinbevölkerung keineswegs die Regel.

> **Merke:** Nicht allein die Cholesterin-Anteile sind entscheidend für die Herz-Kreislauf-Gesundheit!
> **Denn etwa 50% aller Herzinfarkte und schweren Gefäßerkrankungen sind mit den heute erforschten Risikofaktoren noch nicht zu erklären.**

Prof. Pietrzik vom Institut für Ernährungswissenschaften in Bonn weist darauf hin, dass überhöhte Anteile der Aminosäure Homocystein im Blut ein ähnliches und inzwischen wissenschaftlich anerkanntes Risiko wie überhöhte Cholesterinwerte und andere Fettsubstanzen darstellen. Homocystein ist an sich ein ganz normales Ergebnis von Stoffwechselprozessen in unserem Körper. Es sollte jedoch durch Anwesenheit der Vitamine B_6, B_{12} und Folsäure verlässlich abgebaut werden und nur in geringen Mengen in der Blutbahn vorhanden sein. Stehen diese Vitamine nicht ausreichend zur Verfügung, steigt der Homocystein-Spiegel des Blutes und damit das Risiko einer Herz-Kreislauf-Erkrankung beträchtlich an. Während die Nähr-

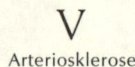

stoffe Vitamin B_6 und B_{12} durch eine gesunde Ernährung aufgenommen werden können, zählt die Folsäure zu jenen Stof-
fen, mit denen uns die Nahrung – und sei sie noch so vernünftig
zusammengestellt – meist nicht genügend versorgt. Folsäure ist
unerlässlich für die reguläre Zellteilung und -neubildung, insbesondere der roten und weißen Blutzellen. Folsäure ist in grü-
nen Blattgemüsen enthalten, aber durch Hitze, Lagerung sowie
durch küchentechnische Verarbeitung leicht zerstörbar. Wissenschaftler raten deshalb zu einer Nahrungsergänzung mit Folsäure. Optimal sind 400 Mikrogramm/Tag

Wieviel Vitamin E für optimalen Herzschutz?

Da Vitamin E zweifellos das wichtigste lipophile(=fettlösliche)
Antioxidans für den menschlichen Körper und ein natürlicher
Bestandteil biologischer Membranen ist, vermag es von Freien
Radikalen ausgelöste Kettenreaktionen ungesättigter Fettsäuren
mit Sauerstoff zu unterbrechen. Zudem wurden jüngst weitere
Ergebnisse bekannt, die für sein antiatherogenes (gegen Verkalkung wirksames) Potential sprechen. Eine optimale Versorgung
mit D-α-Tocopherol verhindert Prozesse, die dazu führen, dass
sich Monozyten (= große weiße Blutzellen) an die Gefäßwand
anheften.[1]

Darüber hinaus hemmt Vitamin E die Proliferation (Gewe-
bevermehrung durch Wucherung) glatter Gefäßmuskelzellen.[2]

Diese Studienergebnisse dokumentieren, dass Vitamin E
in eine Arteriosklerose-Entwicklung vorbeugend eingreift, was
bedeutet, dass Schädigungen der Gefäßwand und Wucherungen
von Gefäßmuskelzellen weitgehend unterbunden werden. Im

---

1   Deveraj S et al., J Clin Invest 98(1996), 756-763
2   Boscoboinik D et al., Arch Biochem Biophys 286(1991), 264-9

Rahmen einer klinischen Untersuchung[3] wurde eine geringere Gefäßverengung bei Patienten beobachtet, die Vitamin E über einen Zeitraum von zwei Jahren und in einer Dosierung von 100 IE einnahmen. Eine weitere klinische Untersuchung[4] zeigte, dass nach Gabe von 400-800 IE / Tag Vitamin E über einen Zeitraum von etwa 1,5 Jahren das Risiko eines nicht tödlichen Herzinfarktes um 77% gesenkt werden konnte. Die 1992 begonnene Women's Health-Studie (erste Ergebnisse werden nach der Jahrtausendwende erwartet) untersucht die Wirksamkeit einer niedrig dosierten Gabe von 100 mg Acetylsalicylsäure (Aspirin) und 600 IE Vitamin E, alle zwei Tage eingenommen, als Primärprävention von Herz-Kreislauf-Erkrankungen[5]. In diesem Zusammenhang sind auch in vitro-Untersuchungen interessant, die für eine gemeinsame antioxidative Schutzwirkung durch eine Kombination von Vitamin E und Acetylsalicylsäure in der Gefäßwand sprechen[6].

Prof. Dr. Henning Schröder vom Institut für Pharmakologie und Toxikologie der Martin-Luther-Universität in Halle sagt dazu: „Wichtig ist die langfristige Einnahme von Vitamin E, da die herz- und gefäßschützende Wirkung erst nach einer Dauer von mehr als einem Jahr erwartet werden kann." Die kurzfristige Einnahme im Sinne einer mehrwöchigen „Vitamin E-Kur" als Basis der bereits dokumentierten Befunde mache keinerlei Sinn. Die tägliche Dosis sollte im Bereich zwischen 200 bis 400 IE liegen. [7]

3   Hodis HN et al., JAMA 273(1995), 1849-54
4   Stephens NG et al., Lancet 347(1996), 781-6
5   Buring JE et al., Ann Epidemiol 4(1994), 111-4
6   Podhaisky HP et al., FEBS Lett 417(1997), 349-51
7   siehe Zitate 3 und 5

Laut Prof. Schröder ist das D-α-Tocopherol wegen seiner Bioverfügbarkeit allen anderen Vitamin E-Formen vorzuziehen. Insgesamt kennt man acht verschiedene Vitamin E-Typen, aber die Resorption von Vitamin E aus D-α-Tocopherol ist doppelt so hoch wie aus dem synthetisch hergestellten Stereoisomerengemisch all-rac-α-Tocopherol.[8]

Ratschläge für ein Leben mit einem kraftvollen Herz und gesunden Gefäßen

1. Geben Sie das Rauchen auf! Bei 20 Zigaretten am Tag ist das Infarktrisiko dreimal so hoch. Laut WHO ist Rauchen das größte Gesundheitsrisiko – es fordert weltweit 3,5 Millionen Todesopfer pro Jahr; Tendenz steigend.

2. Halten Sie sich körperlich fit! Ausdauersportarten sind eher geeignet als solche, bei denen Sie sich nur kurzfristig intensiv belasten. 20-30 Minuten körperliche Bewegung am Tag, möglichst in sauerstoffreicher Luft, ist Herz- und Gefäßschutz pur.

3. Vermeiden Sie Übergewicht! Wiederholte Diäten machen im Endeffekt nur dick (Jo-Jo-Effekt). Schränken Sie in erster Linie den Verzehr fettreicher tierischer Nahrungsmittel ein und essen Sie nur dann, wenn Sie tatsächlich richtig hungrig sind. Schon ein Glas Mineralwasser stoppt den übermächtigen Appetit und hält dazu Ihr Blut fließfähig!

4. Bevorzugen Sie die mediterrane Kost, bestehend aus Brot, Obst, Gemüse, Fisch. Olivenöl, etwas Fleisch, Nudeln und gelegentlich Rotwein! Diese „Mittelmeerküche" normalisiert die Cholesterinwerte und senkt das Infarktrisiko. Sie enthält

8   Acuff RV et al., Am J Clin Nutr 60(1994), 397-402

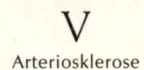

viele Antoxidantien als Grundlage Ihrer Gesundheit. Allerdings kann heute niemand mehr davon ausgehen, dass alle lebenswichtigen Schutzstoffe in ausreichender Menge für die Primärprävention darin enthalten sind.

5. Bemühen Sie sich um eine positive Lebenseinstellung! Aggressives, aber auch depressives Verhalten können das Herzinfarktrisiko anheben. Selbst Stress ist ok, wenn Sie ihn positiv annehmen. In seiner bedrückenden Form dagegen macht der Negativstress auf Dauer krank.

Wie kündigt sich ein Herzinfarkt an?

Druck und Schmerzen in der Brust, die in den Rücken oder linken Arm ausstrahlen. Manchmal ist auch der Unterkiefer einbezogen. Der Puls rast, kalter Schweiß bricht aus, Atemnot und Herz-Rhythmus-Störungen führen zu Todesangst.

Minuten entscheiden – was ist bei einer Herzattacke zu tun?

► Wählen Sie umgehend den Notruf (112) und erklären Sie, dass eventuell ein Herzinfarkt vorliegt.

► Verlangen Sie in diesem Fall ganz ausdrücklich einen Notarztwagen – nicht nur einen Rettungswagen (ohne ärztliche Begleitung).

► Nehmen Sie eine halb sitzende Stellung ein, bemühen Sie sich um Gelassenheit und ruhiges Atmen.

► Haben Sie keine Angst vor übertriebener Vorsicht oder gar einem blinden Alarm! Lieber einmal ein „Feigling" als einmal tot!

Wenn der Stoffwechsel aus dem Ruder läuft: Diabetes mellitus

Zwei verschiedene Krankheitstypen

Was heißt eigentlich Stoffwechsel?

Diabetes – ein Wohlstandsleiden

Was sind Anzeichen für Diabetes?

Zum Insulin

Diät – Grundlage der Therapie

Komplikationen bei Diabetes

Schwerwiegende Folgeschäden durch Diabetes

Die bedrohten Gefäße des Diabetikers

Diabetiker und Vitamin E

Neue Studienergebnisse

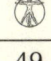

Wenn der Stoffwechsel aus dem Ruder läuft: Diabetes mellitus

Über 5 Millionen Menschen in Deutschland haben Diabetes mellitus (im Volksmund Zuckerkrankheit genannt), und viele wissen überhaupt nichts davon. Diabetes ist ein Stoffwechselleiden, das durch den Verlust der Feinabstimmung chemischer Abläufe des Körpers geprägt ist. Es gelingt dem Organismus nicht, Zucker und Stärke normal zu verwerten. Dadurch gelangt der Energiespender Zucker nicht mehr in ausreichendem Maße in die Körperzellen. Diese Stoffwechselentgleisung erstreckt sich häufig auch auf die Fett- und Eiweißverwertung, und somit ist der komplizierte chemische Betrieb unseres Körpers gestört. Die Erkrankung trifft uns nicht plötzlich wie ein Blitz aus heiterem Himmel, sie entwickelt sich langsam und unaufhörlich.

Zwei verschiedene Krankheitstypen

Beim Diabetes mellitus bildet die Bauchspeicheldrüse entweder gar kein oder nur noch reduziert Insulin. Dieses Hormon ist jedoch für den Transport des Energielieferanten Zucker in die Körperzellen unverzichtbar. Wir unterscheiden zwei Diabetestypen. Bei **Typ I** ist die Bauchspeicheldrüse durch Krankheit geschädigt oder vom Körper selbst zerstört. **Typ I** tritt meistens schon im Kindesalter auf. **Typ II** wird häufig durch falsche Ernährungsgewohnheiten nach dem Motto „zu viel, zu süß, zu fettig" verursacht. **Erblich ist die Anlage zur Stoffwechselentgleisung, nicht aber die Krankheit als solche.**

Was heißt eigentlich Stoffwechsel?

Viele Lehrbücher und ungezählte Publikationen sind über die Grundlagen und Veränderungen des Stoffwechsels und seine Beeinflussung durch die Ernährung geschrieben worden. Je mehr Stoffwechselvorgänge im Einzelnen erforscht worden sind, umso größer muss unsere Ehrfurcht vor der unerhörten Vielfalt der Lebensvorgänge werden. Kurz und knapp zusammengefasst könnten sie lauten: Leben ist nicht nur Stoffwechsel, aber ohne Stoffwechsel gibt es kein Leben. Die wichtigsten Aufgaben des Stoffwechselgeschehens sind, durch Aufbau von Körperbestandteilen (Baustoffwechsel) oder durch Verbrennung der angebotenen Nahrung (Betriebsstoffwechsel) das Leben des Organismus zu sichern. Alle Stoffwechselvorgänge in ihrer Gemeinsamkeit können auch als *fortlaufende chemische Bewegung* definiert werden.

Diabetes – ein Wohlstandsleiden

Schon die ägyptischen, arabischen und griechischen Ärzte beschrieben zu ihrer Zeit die Zuckerkrankheit mit bemerkenswerter Kenntnis. Die römischen Ärzte nannten sie „Krankheit der Reichen". Und schon die Ägypter wussten: „Von einem Viertel dessen, was wir essen, leben wir – von den übrigen drei Vierteln leben die Ärzte. Der „honigsüße Durchfluss", wie der Diabetes von Ärzten und Heilern der Frühzeit genannt wurde, war beim „gemeinen" Volk nicht verbreitet, und bis in die Gegenwart hat der Diabetes in den armen Ländern dieser Welt kaum eine Chance. Seit hierzulande aber Überernährung die Regel ist, wurde der Diabetes zu einem Volksleiden, das uns alle treffen kann, ohne dabei den Geldbeutel zu strapazieren. Wie sehr diese Stoffwechselentgleisung vom Wohlstand geprägt ist, zeigt die Tatsache, dass in den Hungerjahren während und nach dem zweiten Weltkrieg kaum Diabetesfälle auftraten. Infolge von Überernährung und daraus resultierender Fettsucht  entwickelte sich eine Unempfindlichkeit des Stoffwechsels gegenüber dem Insulin. Als Konsequenz steigt der Blutzuckerspiegel an und fordert unerbittlich eine Mehrproduktion von Insulin heraus. Allmählich und bei stetiger Gewichtszunahme „schaukelt" sich der Patient in eine Situation hinein, wo seine insulinproduzierenden B-Zellen in der Bauchspeicheldrüse überfordert sind. Es liegt demnach auf der Hand, dass die optimale Behandlung des Typ II-Diabetes an eine Normalisierung des Körpergewichtes gekoppelt ist. Da viele Patienten mit einer Frühform des Diabetes übergewichtig sind und von ihrem Risiko nicht einmal etwas ahnen, kann durch rechtzeitige Gewichtsabnahme dem Ausbruch eines manifesten Diabetes mit ständig erhöhten Blutzuckerwerten und Harnzuckerausscheidung vorgebeugt werden.

Was sind Anzeichen für Diabetes?

Die typischen Symptome eines Diabetes mellitus sind:

▶ Große Urinmengen

▶ Starker Durst

▶ Plötzliche Abnahme des Körpergewichtes

▶ Allgemeine Schwäche und Abgeschlagenheit

Für den Arzt ist wichtig, zu erfahren, ob der Betroffene aus einer Familie mit diabetischer Veranlagung stammt. Häufig genug macht aber auch ein manifester Diabetes keine deutlichen Beschwerden, so dass man auf Routineuntersuchungen oder

Früherkennungsaktionen angewiesen ist. Zudem weisen Experten darauf hin, dass bei bereits bestehendem Diabetes Beschwerden im Sinne von verstärktem Durst oder vermehrtem Wasserlassen nicht unbedingt auftreten. Genau hier liegt der Grund dafür, dass viele Diabetesfälle über Jahre hinaus unentdeckt bleiben. Es ist darum anzuraten, dass jeder Mensch – insbesondere ältere, übergewichtige Personen mit diabetischen Familienangehörigen - wenigstens einmal im Jahr auf Diabetes untersucht wird. Eine Hilfe bietet der Selbsttest mit Harnzuckerstreifen (in jeder Apotheke erhältlich). Zwei Stunden nach einer Hauptmahlzeit sollte der Urin auf ein Vorkommen von Zucker untersucht werden. Im positiven Fall verfärbt sich der in den Harn eingetauchte Streifen in einer bestimmten Art und Weise.

Zum Insulin

Insulin wird in den B-Zellen der sogenannten Langerhansschen Inseln – das sind Bestandteile der Bauchspeicheldrüse – gebildet. Das körpereigene Hormon hat verschiedene Wirkungsbereiche:

▶ Blutzuckersenkung

▶ Förderung der Synthese von Eiweiß, Glykogen
  und Fett

Wenn nach einer Nahrungsaufnahme der Blutzuckerspiegel ansteigt, wird Insulin in die Blutbahn abgegeben. Der plötzlich vermehrt anfallende Traubenzucker wirkt als ein Schlüsselreiz auf die Bauchspeicheldrüse zur Insulinabgabe. Es gibt aber auch Substanzen, die eine Insulinausschüttung bremsen. Interessanterweise gehört dazu das Insulin selbst. Ein erhöhter Spiegel im Blut veranlasst die Bauchspeicheldrüse, weniger Insulin abzugeben. Auch in Ruhe und sogar im Hungerzustand wird immer ein wenig Insulin in die Blutbahn geschleust, und zwar in einer Menge, die beim gesunden Menschen etwa ein Drittel der täglich produzierten Einheiten ausmacht. Bei jedem aufgenommenen bzw. gebildeten Zucker fördert Insulin dessen Transport in die Körperzellen und wirkt damit blutzuckersenkend. Außerdem hemmt es die Freisetzung von Fettvorräten aus der „Lagerhaltung" des Körpers und schützt die Eiweißvorräte vor dem Abbau. Insulin hemmt die Zuckerneubildung, das heißt auch die auf Dauer so schädliche Zuckerbildung aus Eiweiß und führt zu einer vermehrten Produktion von Eiweiß, Glykogen und Fett.

Diät – Grundlage der Therapie

Bei rechtzeitiger Diagnose und entsprechender ärztlicher „Einstellung" des Diabetes kann heute jeder Zuckerkranke fast wie ein Gesunder leben. Die Basis dafür sind diätetische Maßnahmen, die eine Überzuckerung des Körpers vermeiden. Hingegen können sich durch eine unzulängliche Einstellung des Diabetikers, das heißt bei ständig hohen Blut- und Harnzuckerwerten, erhebliche Folgeschäden einstellen. Hier sollte die Vorbeugung ansetzen. Die wichtigsten Regeln für die Diät des Diabetikers:

1. Der Versuch einer Behandlung des Diabetes mit Diät muss allen anderen Behandlungsversuchen vorausgehen. Ausnahmen sind insulinbedürftige Typ I-Diabetiker.

2. Weder eine Insulin-Behandlung noch die Verabreichung von Tabletten können die Diät ersetzen, mit deren Hilfe allein eine ausgeglichene Blutzuckerlage erzielt werden kann.

3. Eine ausführliche Diätberatung sollte die Therapie einleiten. Die Ausgabe irgendwelcher Diätzettel ohne persönliche Beratung ist erfahrungsgemäß nicht nützlich.

4. Die Diabetiker-Diät ist heute keineswegs mit einer „Hungerkost" zu vergleichen; dennoch sollte eine übermäßige Nahrungszufuhr vermieden werden. Da die Mehrzahl der Erkrankten vom Typ II übergewichtig ist, sollte die Diät bis zur Erreichung des Normalgewichtes zwar nährstoffreich, aber kalorienarm sein.

5. Mehrere kleine Mahlzeiten am Tag werden im Hinblick auf den Blutzuckerspiegel besser vertragen als wenige reichliche.

6. Wegen ihrer blutzuckererhöhenden Wirkung sind Traubenzucker, Haushalts- und Malzzucker und somit alle Getränke und Speisen, die Zucker in größeren Mengen enthalten, verboten. Ballaststoffreiche Nahrungsmittel (Vollkornprodukte, Gemüse und Obst) sind wegen ihrer gegenteiligen Wirkung anzuraten.

7. Diabetiker sollten wenig Fett, aber reichliche Mengen an komplexen Kohlenhydraten und genügend Eiweiß verzehren. D. h.: Auf extrem fetthaltige Lebensmittel wie Sahne, Mayonnaise, Aal, Hering etc. ist unbedingt zu verzichten.

8. Bei fettreduzierter Kost nehmen Diabetiker nicht genügend Vitamin E mit der Nahrung auf. Da der Bedarf aber erhöht ist, muss eine Nahrungsergänzung mit Vitamin E ersetzten, was fehlt.

9. Ohne Berechnung der Kost ist eine exakte Diät nicht zu erreichen und damit eine gute Diabeteseinstellung nicht möglich! Für die Kohlenhydrate hat sich die Hilfsrechengröße der Broteinheiten (BE) gut bewährt.

10. Unbegrenzt darf der Diabetiker Kaffee, Tee und Mineralwasser genießen. Zu warnen ist vor eher sauren Weinen und scharfen Getränken, wobei insbesondere die Zweiterkrank-

ungen zu beachten sind. Ein Leberleiden z.B. verbietet den Alkoholkonsum.

11. Diabetiker-Lebensmittel werden in großer Zahl angeboten, aber nicht alle sind von Nutzen. Hilfe bieten zum Beispiel Konfitüren an, die mit Zuckeraustauschstoffen gesüßt sind und das Problem mit dem begrenzten Brotaufstrich lösen. Zuckeraustauschstoffe (bei Berechnung) sowie kalorienfreie Süßstoffe (ohne Berechnung) dürfen verwendet werden.

Komplikationen bei Diabetes

Mit Disziplin und Vorsicht lassen sich Komplikationen weitgehend vermeiden. Dennoch ist es durchaus möglich, dass die Feinabstimmung zwischen Diät, Bewegung und Insulin nicht stimmt – sei es durch eine zu hohe Insulingabe oder zu wenig Bewegung sowie zu sparsamer Diät. Es kann unter diesen Umständen zu einem Insulinschock kommen, der sich jedoch bei frühem Erkennen durch Zuckereinnahme sofort beheben lässt. Deshalb sollte ein Diabetiker stets Traubenzucker in der Tasche haben. Bei einem Schockzustand sollten Helfer unverzüglich nach einem Stück Traubenzucker in den Taschen des Betroffenen suchen. Niemals jedoch darf einem bereits bewusstlosen Diabetiker Zucker oder ein süßes Getränk eingeflößt werden!

▶ Ein unter einem *Insulinschock* stehender Diabetiker wirkt, als sei er betrunken. Er torkelt, lallt und kann sehr albern oder auch wütend sein. Das gibt zu gefährlichen Verwechslungen Anlass, und deshalb kommt richtige Hilfe nicht selten zu spät. Ein *Insulinmangel* ist an der begleitenden Azidose (Übersäuerung) und dem damit verbundenen typischen Mundgeruch nach frischen Äpfeln zu erkennen. Bei diesen Voraussetzungen sollte schnellstens ein Arzt herbeigeholt werden, der den Diabetiker versorgt und neu einstellt.

Schwerwiegende Folgeschäden durch Diabetes

Durchblutungsstörungen und Nervenschädigungen zählen zu den gefürchteten Komplikationen des Diabetes. Die nicht seltene Kombination von Schädigungen an Beinen und Füßen machen eine genaue Beobachtung der unteren Gliedmaßen erforderlich. Falls die Nerven an den Füßen geschädigt sind, bleiben kleine Verletzungen unbemerkt und können sich wegen der Durchblutungsstörungen zu bedrohlichen Wunden an den Gliedmaßen entwickeln. Deshalb sollte der Fußpflege (Nägel schneiden) und dem Schuhwerk besondere Aufmerksamkeit gelten. Außerdem ist auf mögliche Pilzinfektionen zu achten.

Bedrohte Gefäße des Diabetikers

Das Schicksal des Diabetikers wird zunehmend durch diabetische Gefäßerkrankungen bestimmt. Sie betreffen in erster Linie das Herz, die Nieren und die Beine. Darüber hinaus sind Schäden am Augenhintergrund infolge der zu Erblindung führenden typischen Erkrankung der Netzhautgefäße (Retinopathie) gefürchtet. Die Gefäßkrankheiten des Diabetikers werden in zwei Gruppen aufgeteilt:

- ▶ Beeinträchtigungen der kleinen Gefäße (Mikroangiopathie) sowie

- ▶ der großen Gefäße (Makroangiopathie).

Das Lebensschicksal des Diabetikers wird entscheidend vom Auftreten und Ausmaß bestimmter Gefäßerkrankungen geprägt. Hier gilt es, rechtzeitig vorzubeugen und aktiven Gefäßschutz zu betreiben.

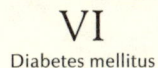

Diabetiker und Vitamin E

Mehr als die Hälfte aller Diabetiker stirbt an Herz-Kreislauf-Erkrankungen und nicht an der Stoffwechselentgleisung. Die vermehrte Bildung reaktiver Sauerstoffradikale bewirkt über eine Störung an den Gefäßwänden ein erhöhtes Thrombose-Risiko, das zu Herz- und Gefäßkomplikationen führt. Eine gewichtige Ursache für das erhöhte Gefäßrisiko des Diabetikers ist vermutlich ein vermehrter oxidativer Stress. Reaktive Sauerstoffradikale können nicht mehr zuverlässig durch Antioxidantien abgefangen werden. Wegen ihrer Kurzlebigkeit lassen sich Sauerstoffradikale selbst kaum, wohl aber ihre Reaktionsprodukte im Blut vermehrt nachweisen. Ergebnisse wie zum Beispiel eine erhöhte Lipidperoxidation im Blutplasma untermauern die Annahme, dass im Vergleich zum Stoffwechselgesunden oxidativer Stress eine wesentliche Rolle spielt. Offenbar ist die Produktion von Sauerstoffradikalen erhöht und der Vitamin E-Status durch strenge Diät verringert. Diese Tatsache spiegelt sich auch in der reduzierten Fähigkeit des Endothels zu normaler Gefäßerweiterung wider. In gleichem Maße ist die Tendenz der Blutplättchen, aneinander zu kleben oder an der Gefäßwand haften zu bleiben, erhöht. Damit verstärkt sich das Thromboserisiko. Diese Ergebnisse weisen darauf hin, dass eine entsprechende Gabe von Antioxidantien wie Vitamin E den Diabetiker vor Herz- und Gefäßkomplikationen schützen bzw. die oxidativen Prozesse unter Kontrolle halten kann [9].

Diabetes verstärkt den oxidativen Stress — Vitamin E ist unerlässlich

---

9   Prof. Dr. W. Delius, München, Prof. Dr. P. Rösen, Düsseldorf,
    Prof. Dr. KH Schmidt, Tübingen
    Pressegespräch „Das diabetische Herz", 10/95, Hamburg

Neue Studienergebnisse

Zahlreiche Untersuchungen bewiesen, dass durch Diabetes die Blutkonzentrationen von Folgeprodukten der Lipidperoxidation erhöht sind[10]. Sie entstehen durch oxidativen Stress. Eine Ursache wird in der chronischen Hyperglykämie (erhöhter Blutzucker) und der verstärkten Glykierung von Plasmaprotein vermutet. Unter „Glykierung" ist die Anlagerung von Glukose an Proteinen zu verstehen. Dabei entwickeln sich instabile Substanzen, und es kann im Verlauf spontaner Kettenreaktionen zur Häufung Freier Radikale kommen[11]. Durch Gaben von Vitamin E konnten diese Konzentrationen im Blutserum deutlich reduziert werden. Man verwendete 100 IE Vitamin E pro Tag.

Vermutlich sind auch erhöhte Blutzuckerkonzentrationen durch Vitamin E günstig zu beeinflussen. Die Wissenschaftler schließen daraus, dass bei Typ-II-Diabetikern eine regelmäßige und langfristige Gabe von Vitamin E die Wirkung des Insulins verbessern kann.

Insbesondere durch erhöhte Blutfette, die verstärkte Oxidation von LDL, dem „bösen" Cholesterin, und eine deutliche Steigerung der Klumpenbildung von Blutplättchen kommt es zu Makroangiopathien, die Herz- und Gefäßleiden im Gefolge haben. Sie sind zweifellos als die bedeutendsten Spätkomplikationen bei Diabetes anzusehen. Durch regelmäßige Gaben von Vitamin E können jedoch sowohl LDL-Oxidation als auch die gefährliche Blutplättchen-Aggregation (Thrombose-Risiko) deutlich gemindert werden[12]. Im Verlauf klinischer Versuchs-

---

[10] King GL et al., Diabetes 45 Suppl 3(1996), 105-8
Giugliano D. et al., Diabetes Care 19(1996), 257-67
[11] King GL et al., Diabetes 45 Suppl 3(1996), 105-8
[12] Reaven PD et al., Diabetes Care 18(1995), 807-16
Fuller CJ et al., Am J Clin Nutr 63(1996), 753-9
Kunisaki M et al., Diabetes Res 14(1990), 37-42

reihen wurden den Patienten 1200 - 1600 IE Vitamin E pro Tag verabreicht, um diese Ergebnisse zu erreichen. Forscher vermuten, dass im Gegensatz zu Stoffwechselgesunden die deutlich geminderte Vitamin E-Konzentration in den Blutplättchen beim Diabetiker die erhöhte Thrombose-Bereitschaft herbeiführt. Dieser Umstand ist eine der wesentlichen Voraussetzungen für das Entstehen von Gefäßkomplikationen als Spätfolge der Stoffwechselentgleisung.

Es gibt Hinweise darauf, dass die Durchblutung der Nerven beim Diabetiker zu wünschen übrig lässt. Deshalb untersuchte man die Wirkung antioxidativer Nährstoffe mit dem Ziel, die Durchblutung bei Typ-II-Diabetikern zu normalisieren[13]. Symptome diabetischer Neuropathie wie Schmerzen und Fehlempfindungen (zum Beispiel Kribbeln, Brennen und Taubheit) sind durch Anheben der Blutversorgung günstig zu beeinflussen.

Da der chronisch verlaufende Diabetes mellitus oft mit verstärktem oxidativen Stress und Folgeerkrankungen des Gefäßsystems verbunden ist, kann das Antioxidans Vitamin E zur Stoffwechselkontrolle beitragen, kardiovaskuläre Risiken mindern und eine Verbesserung der Durchblutung von Nervenreizleitungen bewirken.

Diese durchaus positiven Vitamin E-Ergebnisse tragen in erster Linie dazu bei, die Lebensqualität des chronisch Kranken zu verbessern. Zukünftige Forschungsergebnisse sollen die bisherigen Therapieansätze untermauern. Als vorbeugende Maßnahme gegen diabetische Folgeerkrankungen sind 100 - 400 IE Vitamin E natürlichen Ursprungs pro Tag anzuraten.

---

13 Cotter MA et al.
    Diabetologia 38(1995), 1285-94

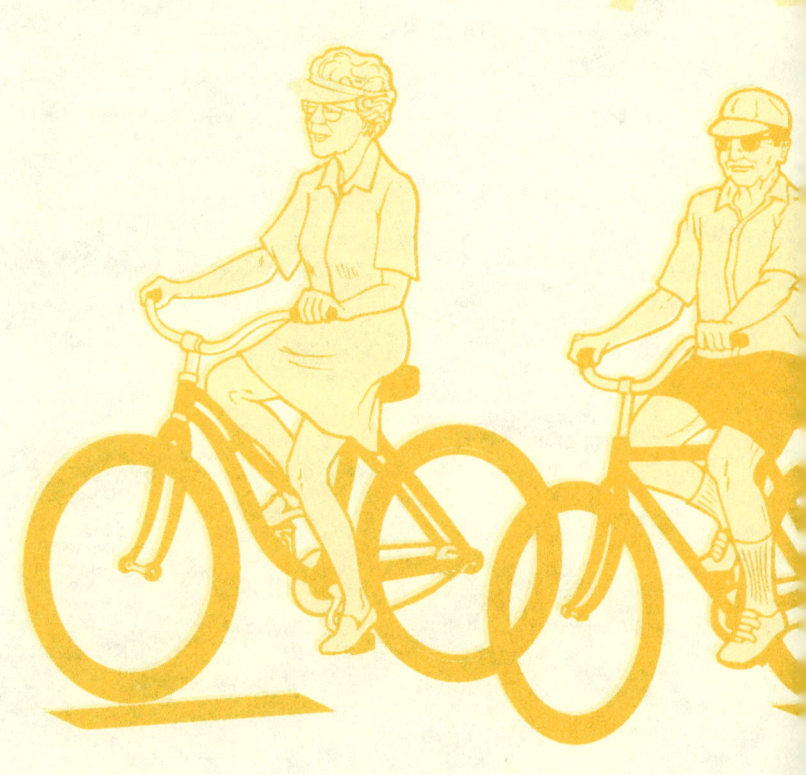

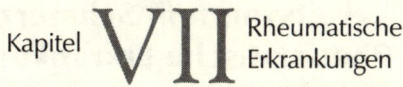
Leitsymptom Schmerz –
Rheumatische Erkrankungen

Ursachen rheumatischer Erkrankungen – viele offene Fragen

Die drei wichtigsten rheumatischen Krankheitsbilder

Gibt es eine Rheumadiät?

Fasten – eine Alternative?

Natürliches Vitamin E in der Rheumatherapie –
eine sinnvolle Ergänzung?

Die Vorzüge von Vitamin E gegenüber NSAR

Schmerzende Muskeln – Muskelverspannung

Der janusköpfige Sauerstoff

Forderungen der Rheuma-Liga

Weitere Maßnahmen zur Gesundheitsförderung
bei Rheuma

Leitsymptom Schmerz –
Rheumatische Erkrankungen

Der im Volksmund gebräuchliche Begriff *Rheuma* steht für Schmerz und eine große Anzahl von Erkrankungen des Stütz- und Bewegungsapparates, der Muskeln, Gelenke und Sehnen.

Die medizinisch exakte Bezeichnung lautet nicht Rheuma, sondern Erkrankungen des rheumatischen Formenkreises. Unter diesem Dach sind mehr als 300 Beschwerdebilder zu finden, die eine Gemeinsamkeit haben: Das Leitsymptom Schmerz.

Und was da in der Umgangssprache einfach als Rheuma bezeichnet wird, gehört wegen der enormen Verbreitung nicht nur zu den häufigsten, sondern in der Behandlung auch teuersten Leiden der Menschheit.

Erkrankungen des rheumatischen Formenkreises sind von enormer sozialmedizinischer Bedeutung.

Rund 30% aller Kosten von Heilverfahren der Versicherungsträger werden für Patienten mit rheumatischen Erkrankungen aufgewendet. Die jährlichen Gesamtkosten für Heilmaßnahmen wurden schon vor Jahren auf rund 10 Milliarden DM geschätzt.
Die indirekten Kosten durch Arbeitsunfähigkeit und Frühinvalidität betragen rund 30 Milliarden DM.

Ursachen rheumatischer Erkrankungen – viele offene Fragen

Auf der Suche nach den Ursachen dieser teuersten aller Volkskrankheiten trifft man auf einige Spekulationen. Neue Theorien gehen von einer *Stoffwechselentgleisung* aus. Hierfür spricht auch die Tatsache, dass bei vielen Patienten eine Ernährungsumstellung zur Linderung der Beschwerden beiträgt. Einige rheumatische Erkrankungen werden auch als *Autoimmunkrankheit* angesehen. Das heißt: Die körpereigene Abwehr ist irritiert und weiß nicht mehr zwischen tatsächlichen Feinden und körpereigenen Zellen sowie Geweben zu unterscheiden. Dadurch richtet sie sich gegen sich selbst.

Die drei wichtigsten rheumatischen Krankheitsbilder sind

▶ 1. Entzündliche rheumatische Erkrankungen

▶ 2. Degenerative rheumatische Erkrankungen

▶ 3. Weichteilrheumatismus

• **Zu 1:**

Der chronische Gelenkrheumatismus, auch chronische Polyarthritis (cP) genannt, ist weit verbreitet. Das Krankheitsbild kann in jedem Lebensalter auftreten und befällt Frauen ungefähr doppelt so häufig wie Männer. Vielfach werden die ersten Symptome nicht beachtet. Sie machen sich durch Appetitlosigkeit, Abgeschlagenheit, gelegentlich erhöhte Temperatur und mitunter auch Gewichtsverlust bemerkbar. Im Laufe der Zeit tritt die entzündliche Krankheit an den Fingergelenken auf, schubweise werden Hände, Schultern, Knie und Füße betroffen, nicht selten sind auch die Hüftgelenke vom entzündlichen

Rheumatismus befallen. Durch die Entzündung werden nach und nach Gelenkknorpel bis zur Bewegungsunfähigkeit angegriffen und zerstört, was die gefürchtete Versteifung hervorruft. Ein wichtiges Merkmal der chronischen Polyarthritis ist die so genannte „Morgensteifigkeit" in den Gelenken, die sich im Anfangsstadium der Krankheit im Verlauf des Tages bessert.

• Zu 2:

Degenerative Krankheitsbilder sind weit verbreitet und werden mit dem Sammelbegriff Arthrose bezeichnet. Es handelt sich dabei um einen nicht entzündlichen Verschleiß der Gelenke. Am häufigsten sind die Hüft- und Kniegelenke betroffen. Die Abnutzung schreitet unaufhaltsam fort, bis das gesamte Knorpelgewebe verschwunden ist und der Knochen schutzlos freiliegt. Kapseln, Muskeln und Bänder sind in diesen Prozess einbezogen. Sie verhärten sich und ziehen sich zusammen. Das Leiden ist sehr schmerzhaft und durch die Einschränkung der Bewegungsfähigkeit geprägt.

Den Verschleiß rechtzeitig stoppen

• Zu 3:

Im Gegensatz zu den entzündlichen und degenerativen rheumatischen Erkrankungen erstreckt sich der Weichteilrheumatismus auf die Sehnen und deren Ansätze, das Muskelgewebe und die Nerven. Ein typisches Beispiel hierfür ist die sogenannte „akute Schulter", bei der wie aus heiterem Himmel jeder Versuch scheitert, den Arm zu bewegen. Die Schmerzen gehen direkt vom Schultergelenk aus. An dieser Stelle ist entweder die Sehne eines oder mehrerer Muskeln plötzlich entzündet oder ein Schleimbeutel, der im Bereich zwischen Sehne und Knochen liegt, verhärtet sich und kann nicht mehr als Puffer dienen. Einseitige Belastungen können die Beschwerden hervorrufen und machen jede Bewegung zur Qual. Ruhe und ärztlich verordnete Schmerzmittel sind das hauptsächliche Therapieangebot.

Gibt es eine Rheumadiät?

Allgemein gültige Verhaltensweisen hinsichtlich einer Rheumadiät, die Heilung verspricht, sind aufgrund der großen Bandbreite der Erkrankungen des rheumatischen Formenkreises unseriös. Allerdings steht die indirekte Einflussnahme der modernen Fehl- und Überernährung auf alle Erkrankungen des Bewegungsapparates außer Zweifel. Übereinstimmend heißt es jedoch, dass eine Reduktionskost bei Übergewicht das gesamte Stützsystem und insbesondere die Gelenke entlastet. Es ist darum wichtig, krankmachende Ernährungsgewohnheiten konsequent abzustellen. Manche Ärzte raten dazu, für eine Weile exakt aufzuschreiben, was im Verlauf eines Tages getrunken und gegessen wird, um Fehlerquellen auszuschließen. Die Folgeerscheinungen rheumatischer Erkrankungen lassen sich durch eine gesunde Ernährungsweise günstig beeinflussen.

Fasten – eine Alternative?

Immer wieder wird nach dem Stellenwert des Fastens – insbesondere beim Krankheitsbild der chronischen Polyarthritis (cP) – gefragt. Manche Betroffene stellen eine deutliche Minderung der Beschwerden durch das Fasten bei optimaler Flüssigkeits-, Mineralstoff- und Vitaminzufuhr fest. Wird nach dem kontrollierten Nahrungsentzug ein überwiegend vegetarisch ausgerichteter Ernährungsplan eingehalten, haben manche Patienten auch für längere Zeit eine Minderung der Entzündungsaktivität und der damit verbundenen Schmerzen festgestellt. Am besten eignet sich die sogenannte ovo-lacto-vegetabile Kostform, eine Ernährung auf überwiegend pflanzlicher Basis, ergänzt durch Eier, hochwertige Öle, Milch, Milchprodukte und Fisch.

Natürliches Vitamin E in der Rheumatherapie – eine sinnvolle Ergänzung?

Bis heute sind bestimmte Erkrankungen des rheumatischen Formenkreises nicht heilbar. Grundlage der schulmedizinischen Therapie ist, das Fortschreiten der Erkrankung zu verlangsamen oder aufzuhalten und die Symptome – Entzündung und Schmerz – nach Möglichkeit zu lindern, um die Lebensqualität zu verbessern. Eine fortlaufende Therapie ist dabei unumgänglich. Insbesondere die nichtsteroidalen Antirheumatika (NSAR) nehmen einen wichtigen Stellenwert in der Rheumabehandlung ein. Sie werden als Tabletten, Dragees und Kapseln eingenommen und wirken vor allem entzündungshemmend, abschwellend und schmerzlindernd. Ein bekannter Nachteil dieser Medikamente zeigt sich in den häufig auftretenden Nebenwirkungen. Oberbauchbeschwerden werden bei epidemiologischen Untersuchungen in 25-38% gefunden [14]. Magengeschwüre entstehen unter NSAR-Therapie in etwa 20-25% der Fälle [15]. Komplizierte, mit Blutungen verbundene Magengeschwüre sind zwar selten, führen aber bei etwa 0,02-0,05% der Patienten, die nichtsteroidale Antirheumatika einnehmen, zu lebensbedrohlichen Situationen. Wegen der starken Nebenwirkungen empfiehlt die Weltgesundheitsorganisation (WHO), nichtsteroidale Antirheumatika (NSAR) ausschließlich auf die Anwendung in

---

14 Geczy M et al., J Rheumatol 14(1987), 348-54
15 McCarthy DM, Gastroenterology 96(2 Pt 2 Suppl) (1989), 662-74

der akuten Schmerzphase zu beschränken. Obwohl in Deutschland derzeit über 200 verschiedene nichtsteroidale Antirheumatika im Handel sind, muss ein nebenwirkungsarmes Medikament weiter als Wunschvorstellung bezeichnet werden. Das ideale NSAR (nichtsteroidale Antirheumatikum)

▶ würde sich in der Theorie durch eine stark entzündungshemmende Wirkung auszeichnen,

▶ böte eine große therapeutische Bandbreite,

▶ würde ein geringes Interaktionsrisiko eröffnen,

▶ zöge keine Knorpelschäden nach sich,

▶ würde sich durch das Fehlen von Nebenwirkungen und Kontraindikationen auszeichnen.

Aktuelle Forschungsergebnisse haben dem Vitamin E in den vergangenen Jahren viel Aufmerksamkeit eingebracht. Das heißt: Vitamin E in therapeutischen Dosierungen kommt dem Ideal eines praktisch nebenwirkungsfreien NSAR nahe. Sein Eingriff in den Entzündungsmechanismus, verursacht durch die Bildung von überschießenden Sauerstoffradikalen, macht nach Meinung der heutigen Wissenschaft Vitamin E zu einem mehr als gleichwertigen Antirheumatikum.

In einer klinischen Studie wurde bereits im Jahre 1978 Vitamin E (600 IE / Tag) mit einem Placebo (Scheinpräparat) im Hinblick auf die Wirksamkeit bei Patienten mit degenerativen Gelenkerkrankungen verglichen. Die Anwendung eines zusätzlichen Schmerzmittels war erlaubt, musste jedoch protokolliert werden. Bei über 50% der Studienteilnehmer konnte ein deutlicher Rückgang der Schmerzen erreicht und gleichzeitig eine Senkung des Schmerzmittelverbrauchs festgestellt werden. In der Gruppe, die mit dem Scheinpräparat versorgt wurde, traf dies nur bei einem Patienten zu. Nach einer sechswöchigen Behandlung mit hochdosiertem Vitamin E natürlichen Ursprungs zeigte sich, dass Vitamin E im Hinblick auf die Kriterien Schmerz, Schmerzmitteleinsparung und Arzturteil gut wirksam und der Placebogabe überraschend deutlich überlegen war[16]. Die zusätzliche Behandlung mit NSAR konnte durchschnittlich um 50% reduziert werden. In weiteren kontrollierten Doppelblindstudien waren im Vergleich zwischen Vitamin E (bis zu 1600 IE pro Tag) und einem häufig verordneten Antirheumatikum keine statistisch feststellbaren Unterschiede zu ermitteln. Alle gemessenen klinischen Daten besserten sich unter der Behandlung in beiden Gruppen mitunter in weit höherem Maße als erwartet.

Die positiven klinischen Ergebnisse fordern den Einsatz von Vitamin E in der Therapie rheumatischer Erkrankungen geradezu heraus. Als Alternative hilft Vitamin E, herkömmliche Antirheumatika einzusparen und Nebenwirkungen deutlich zu reduzieren. Dies gilt insbesondere für Patienten, die unter den typischen NSAR-Nebenwirkungen leiden.

Die Vorzüge von Vitamin E gegenüber nichtsteroidalen Antirheumatika (NSAR)

Ein ausschlaggebendes Argument für natürliches Vitamin E bei Erkrankungen des rheumatischen Formenkreises ist seine – im Gegensatz zu NSAR – ausgezeichnete Verträglichkeit. Vitamin E ist äußerst magenfreundlich und vermag sogar, die durch nichtsteroidale Antirheumatika entstandenen Beschwerden wie Magenschleimhautentzündungen zu lindern. Dies konnte im Tierversuch nachgewiesen werden, der den Einfluss von Vitamin E auf eine durch Reizung herbeigeführte Magenschädigung

---

16 Blankenhorn G, Z. Ortop. 124(1986), 340-343

zeigte. Die Studie belegte, dass D-α-Tocopherol den Blutfluss in der Schleimhaut und die Entwicklung von Schleimhautschädigungen nach der Reizung hemmt.

Neben der nachgewiesen guten Veträglichkeit fällt ins Gewicht, dass bisher keine Nebenwirkungen bekannt wurden, die selbst mit hohen Vitamin E-Gaben in Zusammenhang gebracht werden könnten. Aus einer Vielzahl von publizierten Daten wurden Dosisbereiche bis 3000 IE pro Tag – selbst bei Langzeiteinnahme – als unbedenklich bezeichnet.

Fazit:

▶ **Für Patienten, die unter Nebenwirkungen gegenüber anderen Antirheumatika leiden und eine biologische Substanz bevorzugen, ist natürliches Vitamin E *das* geeignete Mittel.**

Die in der Literatur dokumentierten Therapieerfolge mit natürlichem Vitamin E bei rheumatischen Krankheitsbildern verschiedener Verlaufsformen beschreiben Priv.-Doz. Dr. med. Martin Berger und Prof. Dr. med. Eike Noack: „Degenerative Gelenk- und Wirbelsäulenerkrankungen (Arthrosen) im entzündlichen Schub und die vielfältigen Erkrankungen aus dem Formenkreis des Weichteilrheumatismus können durch konsequente Vitamin E-Therapie gut und realtiv rasch gebessert werden. Gelenkschmerz und -schwellung sowie der typische Schmerz im Bewegungsapparat werden bemerkenswert gut beeinflusst. Objektiv lässt sich praktisch in allen Fällen eine Verbesserung eingeschränkter Bewegungsfunktionen feststellen."

Vitamin E erfüllt die Forderungen nach natürlichen, nebenwirkungsarmen Präparaten. Das Resultat aus den wissenschaftlichen Dokumentationen und den eindrucksvollen klinischen Belegen, insbesondere in der Rheumatherpie, kann deshalb nur lauten: Vitamin E natürlicher Herkunft ist nicht nur für den Kliniker, sondern auch für den Allgemein- und Facharzt eine erstrangige Alternative zur Behandlung von Erkrankungen des rheumatischen Formenkreises. Das Einsparvolumen anderer mit Nebenwirkungen einhergehenden Antirheumatika ist ein weiterer großer Vorteil[17].

Schmerzende Muskeln – Muskelverspannung

Zu den Hauptsymptomen aller Funktionsstörungen im Bereich der Wirbelsäule gehört die Muskelverspannung. Besonders im akuten Stadium handelt es sich dabei um einen Spasmus der langen Rückenmuskulatur. Die Gelenkblockierung der Lendenwirbelsäule beruht vielfach auf Muskelspasmen der tiefen, kurzen Muskeln, die durch elektromyografische Tiefenableitungen nachgewiesen sind. Letzten Endes führen sie zu funktioneller Gelenkblockierung und anhaltenden Schmerzen. Besonders bewährt hat sich neben der konservativen Therapie (gymnastische Übungen, Anregung der Durchblutung, gezielte Schmerzbehandlung) die Gabe von hochdosiertem Vitamin E in einer täglichen Dosis von mindestens 400 IE .

In einer niedergelassenen Praxis wurde beobachtet, dass trotz längerer physikalischer und mechanischer Therapie der Behandlungserfolg ausblieb und immer wieder Schmerzzustände auftraten. Durch eine Vitamin E-Behandlung konnte das objektive und subjektive Befinden bei etwa 65% der Patienten verbessert werden. Bei weiteren 30% wurde eine deutliche Wirkung auf Muskeln und Gewebe beobachtet. Keine objektive oder subjektive Wirkung fand sich bei weniger als 10% der Patienten. In der aus 180 Patienten bestehenden Gruppe mit chroni-

---

[17] Berger M et al., „ Aktuelle Aspekte zur antioxidativen Schutzwirkung bei Erkrankungen, deren Entstehung im Zusammenhang mit oxidativen Stressreaktionen steht."

schen Muskelverspannungen zeigte sich nur bei 7% keine Wirkung, bei 35% jedoch eine gute und bei 58% eine richtungsweisende Besserung. Diese Beobachtungen beschreibt Prof. Dr. Hans-Peter Jensen, Direktor der Neurochirurgischen Universitätsklinik in Kiel und erklärt in einem persönlichen Fazit: „Ich setze Vitamin E seit mehr als 30 Jahren ein und habe keine Nebenwirkungen feststellen können. Im Gegenteil: Viele Patienten blühen auch allgemein unter dieser Behandlung geradezu auf. Ich kann mit gutem Gewissen sagen, dass die Vitamin E-Therapie niemandem schaden kann, aber einen nicht hoch genug einzustufenden Nutzen hat. Alle meine Rücken- und Bandscheibenpatienten bekommen D-α-Tocopherol."

Der janusköpfige Sauerstoff

„Von der Vorstellung des ‚ausschließlich guten' Sauerstoffs hat man sich seit der Entdeckung der Freien Radikale verabschieden müssen. Diese reaktionsbereiten aggressiven Formen des Sauerstoffs entstehen bei normalen Stoffwechselvorgängen und – allgemeiner – bei jeder Art von Verbrennung. Als ‚Instrumente der Selbstzerfleischung' sind die Freien Radikale äußerst schädlich."

Das sagt Prof. Dr. Dr. Karlheinz Schmidt aus Tübingen. Wie Atomreaktionen sind Freie Radikale janusköpfig: unter Kontrolle wichtig zur Energiegewinnung, beispielsweise in den Kraftwerken der Zellen, den Mitochondrien, und zur Zerlegung von Mikroorganismen. Außer Kontrolle sind sie als Initiatoren von Erkrankungen wie Arthritis und Arthrose bedrohlich. Auf Zell- und Gewebeebene belasten und schädigen Freie Radikale insbesondere das unverwechselbare genetische Erbmaterial. Dies geschieht dann, wenn Freie Radikale die Membran aufreißen und bis zum Zellkern vorstoßen. Er birgt in sich die Erbinformationen für die Bildung neuer Zellgenerationen. Wird diese durch den Zugriff Freier Radikale verändert und undeutlich, kommt es zu Fehlinformationen an die neu zu bildende Zelle. Die Entgleisung biologischer Aktivitäten und das flächige Verbrennen der Zelloberfläche sind einige der Folgen. Bei versagender Abwehr sind bestimmte Enzyme wichtig, die das Entstehen Freier Radikale unterbinden und Kettenreaktionen ausbremsen. Hier steht das fettlösliche Vitamin E im wahrsten Sinne an vorderster Front.

Da Vitamin E als fettlösliche Substanz nur relativ langsam im Organismus transportiert wird, ist davon auszugehen, dass bei einem entzündlichen Gelenkprozess – der Polyarthritis – ein lokaler Vitamin E-Mangel entsteht. Im Verlauf des Entzündungsgeschehens weist die Gelenkflüssigkeit eine drastisch verringerte Konzentration (etwa um den Faktor 5) gegenüber dem Vitamin E-Gehalt des Blutplasmas auf. Durch den entzündlichen Vorgang verbraucht sich das Vitamin E und muss daher erneut zugeführt werden. Da wir wissen, dass die mehrfach ungesättigten Fettsäuren in der beschützenden Zellmembran von Vitamin E stabilisiert werden, muss ein Mangel dringend verhindert werden. Andernfalls setzt sich die Bildung von Entzündungsmediatoren unaufhörlich fort.

Forderungen der Rheuma-Liga

1. Die medizinische Versorgung der Patienten mit entzündlichen Rheumaerkrankungen und mit Verschleißerkrankungen muss schnellstens effektiv verbessert werden.

2. Bei entzündlichen Rheumaerkrankungen stellen Diagnose und Therapie hohe Anforderungen an die Ärzte. Rheumapatienten leben überall, aber die Zahl der kompetenten niedergelassenen Ärzte ist relativ klein.

3. Wir fordern daher den schnellen Ausbau der medizinischen Versorgungsstruktur auf den Ebenen des Hausarztes, des Facharztes (Rheumatologe) und der Rheumazentren zur Akutversorgung. Patienten, Ärzte, Krankenkassen und Steuerzahler hätten Vorteile.

4. Bei den degenerativen Rheumaerkrankungen, die etwa im Verhältnis 2:1 gegenüber den entzündlichen überwiegen, wird an die Arbeitsmediziner und Berufsgenossenschaften appelliert, die präventiven Maßnahmen (Wassergymnastik und Trockengymnastik) zu unterstützen.

5. Ergotherapie, Gelenkschutz und Schmerzbewältigungstraining haben sich hervorragend bewährt und sollten möglichst vielen Patienten zugänglich gemacht werden.

Weitere Maßnahmen zur Gesundheitsförderung bei Rheuma

▶ Aufklärungsvorträge, Veranstaltungen, Gesundheitsberatung.

▶ Bewegungsangebote als Sporttherapie, Tanztherapie, Schwimmen usw.

▶ Verbesserungen im Ernährungsverhalten, zum Beispiel durch Vollwertkost, Diät und natürliche Vitamine wie Vitamin E gegen Schmerzen und Entzündungen.

▶ Anwendung jahrzehntelanger Erfahrungen mit Wärme und Kälte, zum Beispiel in der Kneipp-Therapie u.a.m.

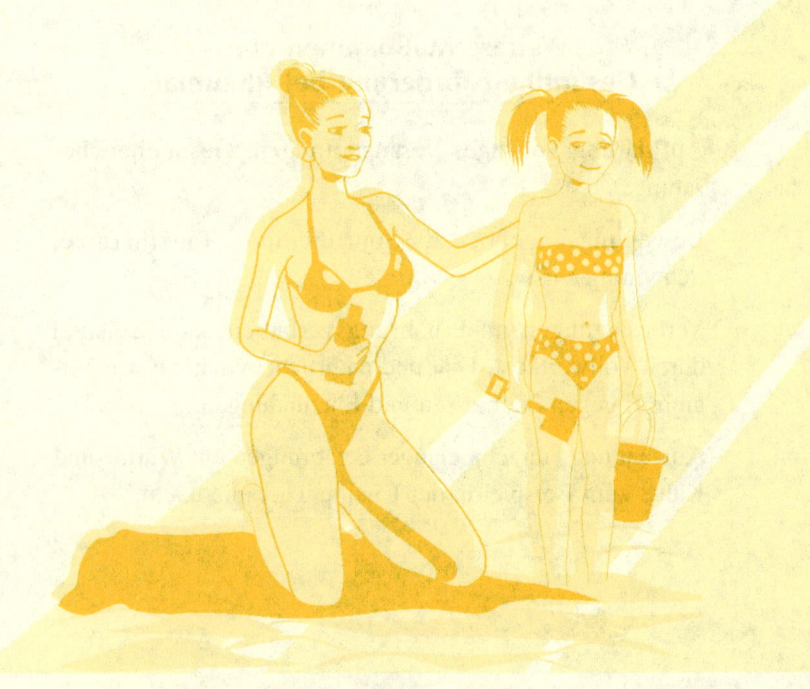

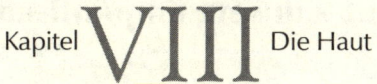

Die Haut –
unsere empfindsame Hülle

Vitamin E – „Rostschutz" für die Zellen

Sonnenbaden ohne böses Nachspiel

Vitamin E in der Hautpflege

Vitamin E – Jungbrunnen für die Haut

Bessere Wundheilung mit Vitamin E

Die Haut – unsere empfindsame Hülle

Die Haut, unsere empfindsame, elastische Hülle, das flächige Kontaktorgan zwischen Außen- und Innenwelt, ist zweifellos das vielfältigste des ganzen Körpers. Wir erwarten von unserer Haut, dass sie sich gesund und rein, rosig durchblutet und pfirsichzart, feinporig und faltenlos als unsere Visitenkarte präsentiert. Das Wunderwerk Haut besteht im Wesentlichen aus drei übereinander liegenden Schichten, die sich jedoch im Aufbau des Gewebes voneinander unterscheiden:

► der Oberhaut – Epidermis

► der Lederhaut – Corium

► der Unterhaut – Subcutis

Die Oberhaut versiegelt als „Barriere" den gesamten Körper. Sie besteht aus einer Schicht von etwa sieben Lagen abgestorbener Oberhautzellen, die sich aus der natürlichen Verhornung entwickeln. In der untersten Zelllage bilden sich ständig junge Oberhautzellen. Sie platten sich auf ihrem Weg von unten nach oben ab, um am Ende die Hornschicht auszubilden. Diese schuppt sich bei jeder Bewegung oder beim Reinigen unmerklich ab. Innerhalb von etwa 28 Tagen erneuert sich die Oberhaut vollständig.

Wissenschaftler haben errechnet, dass der Mensch etwa 20 Kilogramm Hautzellen im Laufe seines Lebens verliert – sie werden im Erneuerungsrhythmus unaufhörlich abgestoßen.

Die Lederhaut besteht aus einem dichten Geflecht elastischer Fasern und Bindegewebsbündel. In dieses Gewebe sind

Blut- und Lymphgefäße sowie farbstofftragende Zellen eingelagert. Hier haben auch die Haare als Hautanhangsgebilde sowie ungezählte Talg- und Schweißdrüsen ihren Sitz. In leicht
schräger Richtung durchzieht das Haar die Haut. Seine Wurzel
liegt im unteren Bereich der Lederhaut, und in unmittelbarer
Umgebung des Haarschaftes befinden sich Haartalgdrüsen. Weitere Talgdrüsen sind in die Lederhaut eingelagert. Etwa 2 Gramm
Talg produziert die Haut eines Erwachsenen am Tag. Mit ihren
knäuelähnlich gewundenen Enden reichen die
Schweißdrüsen bis in den unteren Bereich der Lederhaut, manchmal bis in das Unterhautzellgewebe.
Die Lederhaut beherbergt in großer Zahl feine
Nervenfasern, die durch ihre zarten Enden mit der
Oberhaut verbunden sind. Gemeinsam mit den
Tastkörperchen befähigen sie die Haut zu außerordentlich präzisen Sinneswahrnehmungen. Alle drei Hautschichten wirken als schlechte Wärme- und Elektrizitätsleiter, so dass
ein natürlicher Schutz gegen Kälte, Hitze und elektrische Strö-
me gewährleistet ist. Die Produktion des braunen Farbstoffes
Melanin schützt tiefer liegende Hautschichten vor Sonnenlicht.
Dem übermäßigen Einfluss von UV-Strahlen ist dieser biologische Sonnenschirm jedoch nicht gewachsen und reagiert mit Sonnenbrand. Gesunde, funktionstüchtige Haut zeichnet sich durch
ihren natürlichen Feuchtigkeitsgehalt aus. Mit zunehmendem Lebensalter verlieren die Hautzellen nach und nach die Fähigkeit,
Wasser zu speichern. Die Haut wird dünner und büßt ihre Elastizität ein. Es zeigen sich die gefürchteten ersten Knitterfältchen.

Rund ein Viertel des körpereigenen Wasserhaushalts
konzentriert sich in der Haut – das sind etwa 10 Kilogramm
Wasser.

> *Die Haut ist
> wie ein Elefant –
> sie vergißt
> nichts.*

Die Haut eines Erwachsenen beherbergt auf jedem einzelnen ihrer 17.000-20.000 Quadratzentimeter rund 6 Millionen Zellen, 5000 Sinneskörperchen, 200 Schmerzpunkte, 95 Druck- und Kältepunkte, 100 Schweiß- und 20-40 Talgdrüsen. Das Wunderwerk Haut enthält pro Quadratzentimeter zarteste Blutgefäße in einer Gesamtlänge von 90 Zentimetern! Unter normalen Bedingungen pulsen ca. 25% der gesamten Blutmenge des Organismus in der Haut. Nach neuen Erkenntnissen ist unsere empfindsame Hülle ein direkter Vorposten des Immunsystems. Sie setzt sich gegen Gifte und diverse Krankheitserreger zur Wehr, noch ehe zum Beispiel die Abwehrzellen der Körperöffnungen ihren Kampf gegen feindliche Eindringlinge aufnehmen können.

Unsere Haut wirkt

▶ als hochempfindliche **Antenne** für Signale wie Schmerz, Wärme, Kälte und Streicheleinheiten,

▶ als **Filter** gegen Licht, Strahlen und Fremdsubstanzen,

▶ als **Kissen** gegen Stress, Druck und Reibung,

▶ als **Speicher** für Fett, Wasser und Nährstoffe,

▶ als **Spiegel** körperlich-seelischer Ausgewogenheit oder krankhafter Störungen,

▶ als **Schutzschild** gegen Viren und Bakterien durch den körpereigenen Säuremantel,

▶ als **Thermostat** konstanter Körpertemperatur durch den Schweiß und das Ausdehnen oder Zusammenziehen der Poren.

Wir können unsere Haut nur dann richtig pflegen, schützen und vor nachhaltigen Schäden sowie vorzeitigen Alterungserscheinungen bewahren, wenn wir uns darüber im Klaren sind, was sie Tag für Tag leisten muss.

Vitamin E – Rostschutz für die Zellen

Wer wohlig angenehme Sonnenstrahlen auf der Haut genießt – z.B. am Meer, im Hochgebirge oder mitten in der Stadt – fühlt sich herrlich entspannt. Dabei tobt im Inneren des Körpers ein erbitterter Kampf. Freie Radikale, die durch Sonnenbestrahlung verstärkt im Organismus entstehen, blasen zum Großangriff auf die Zellen in der Haut, um sie zu zerstören. Diese Freien Radikale entstehen im Körper jedes Lebewesens, das mit Hilfe von Sauerstoff Energie gewinnt. In gewissen Mengen werden die aggressiven Substanzen vom Organismus benötigt, denn sie sind bei der Vernichtung von eingedrungenen Erregern nicht zu entbehren. Schwirren aber zu viele Freie Radikale – durch Sonnenbäder, Zigarettenqualm, Abgase und andere Luft- und Umweltverschmutzer gebildet – durch den Körper, droht Gefahr. Schutz vor Freien Radikalen bietet das fettlösliche Vitamin E. Es wirkt wie eine Polizei und schützt die roten Blutkörperchen, die Sauerstoff zu allen Zellen transportieren, vor aggressiver Vernichtung. Vitamin E verbessert die Durchblutung, es beugt auch Hautunreinheiten und Altersflecken vor. Somit bildet es von innen heraus einen Schutzschild für die Hautzellen. Darüber hinaus sorgt Vitamin E dafür, dass die Hautschutz-Carotinoide nicht durch Freie Radikale zerstört, sondern optimal genutzt werden.

Jede Körperzelle wird pro Tag von etwa 10.000 Freien Radikalen angegriffen. Optimalen Schutz vor diesen Attacken bietet Vitamin E der Haut und hilft ihr dabei, gesund zu bleiben statt vorzeitig zu altern oder zu erkranken.

Sonnenbaden ohne böses Nachspiel

Wichtig ist, die Haut mit Sonnenstrahlen nicht zu überstrapazieren. 30 Solarienbesuche und 20 Sonnenbäder im Jahr sind ein Wegweiser. Das empfiehlt die Internationale Gesellschaft für Strahlenschutz (IRPA). Sonnenschutzmittel mit hohem Lichtschutzfaktor (LSF) sind unerlässlich. Er gibt an, um wie viel länger die Haut mit Hilfe des Sonnenschutzes der UV-Strahlung ausgesetzt werden kann. LSF 8 besagt beispielsweise, dass die so geschützte Haut achtmal so lange Sonne ertragen kann

Sonne —
das rechte Maß
ist wichtig.

wie ungeschützte. Die errechnete Zeit gilt für den gesamten Tag. Will man die Haut vor Sonnenschäden wirksam schützen, ist es ratsam, die durch LSF verlängerte Zeit niemals voll auszunutzen. Das Sonnenschutzmittel darf nicht erst am Strand, sondern sollte möglichst schon eine halbe Stunde vorher aufgetragen werden. So erst kann es seine volle Wirkung entfalten. Nach jedem Bad oder alle zwei Stunden muss man den Sonnenschutz erneuern, weil Schweiß und Wasser den Schutzfilm der Sonnencreme auflösen. Diese Maßnahme verlängert zwar die erlaubte Sonnenzeit nicht, gewährt aber lückenlosen Schutz. Nach dem Sonnenbad braucht die Haut eine Erholungsphase von 12, besser noch von 18 Stunden. Und nach jedem Sonnenbad sollte die Haut mit einer Vitamin E-haltigen Aftersun-Creme gepflegt werden.

Dr. Jens Thiele von der Universitätshautklinik Düsseldorf zeigte in mehreren Untersuchungen, dass nach Bestrahlung mit UV-Licht der D-α-Tocopherol-Vorrat in der Haut um fast 50% abgenommen hatte. Die stärkste Verringerung des Vitamins fand sich dabei in der tiefsten Hautschicht. Bei einer anderen Untersuchung beobachtete Thiele, dass der Vitamin E-Gehalt der oberen Hautschichten im Gesicht rund viermal höher ist als in der Oberarmhaut, weil größere Mengen Vitamin E durch die Talgdrüsensekretion im Gesicht an die Hautoberfläche gelangen, wohl um (besonders in talgdrüsenreichen Regionen wie dem Gesicht) die Schutzfunktion der Hautbarriere durch höhere Vitamin E-Konzentrationen zu stärken. Dazu der Wissenschaftler: „Möglicherweise lässt sich dies darauf zurückführen, dass das Gesicht einer besonderen oxidativen Belastung durch Umweltgifte wie UV-Strahlung, Ozon und Luftverschmutzung ausgesetzt ist."

Fazit seiner Arbeiten: Vitamin E ist der dominierende Schutzschild der Haut. Seine Verminderung stellt einen sehr frühen und sensitiven Biomarker für Oxidationen dar, die durch Umweltstress erfolgen. Thieles Forschungsergebnisse deuten darauf hin, dass eine äußerliche Anwendung von α-Tocopherol bei oxidativen Belastungen durch Umwelteinflüsse die wichtige Hautbarrierefunktion unterstützt[18].

Vitamin E in der Hautpflege

Von den aggressiven Radikalen werden vor allem die Membranen der Hautzellen angegriffen. Hierdurch kommt es zu frühzeitiger Hautalterung, entzündlichen Prozessen bis hin zu bösartigen Hauterkrankungen (Krebs). Als „Wirkstoff mit Zukunft" bezeichnet die Apothekerin Ursula Kindl aus Baldham bei München das Vitamin E in der Hautpflege. Sie geht davon aus, dass zukünftig noch weitaus mehr als bisher das Antioxidans Vitamin E in kosmetischen Produkten eingesetzt wird. Sein positiver Effekt auf das Photo-Aging, also auf die lichtbedingte vor-

---

[18] DAZ 17(1998)

zeitige Hautalterung, ist unumstritten. Aufgenommen wird äußerlich aufgetragenes Vitamin E über die Haarfollikel und durch die Lipidschicht. So dringt es bis in die unterste Hautschicht vor. Selbst bei hoch konzentrierten Zubereitungen wurden keine Nebenwirkungen beobachtet. In der Kosmetik macht man sich die Radikalfängereigenschaften des Vitamins zu Nutze.

„Durch orale Aufnahme können die Vitamin E-Verluste in der Haut nicht ausgeglichen werden", so Frau Kindl, „eine topische Applikation ist demzufolge zwingend erforderlich". Für therapeutische Effekte kann die Vitamin E-Konzentration in Salben und Cremes bis zu 25% betragen. Außerdem haben sich Vitamin E-Gaben auch bei Sonnenbrand, Ödemen oder Entzündungen bewährt. Auch der so genannten „Mallorca-Akne" lässt sich durch eine rechtzeitige Vorbehandlung der Haut mit 10%igen Vitamin E-Zubereitungen vorbeugen.

Vitamin E schützt vor Hautalterung

Die Wirkung von Vitamin E gegen vorzeitige Hautalterung erklärt sich wie folgt: Die bis tief in die untersten Hautschichten eindringenden UVA-Strahlen lösen eine verstärkte Bildung von Radikalen aus. Das führt zu einer gehäuften Vernetzung der kollagenen und elastischen Fasern untereinander und damit zu Elastizitätsverlusten des Bindegewebes. Das natürliche Wasserspeicherungsvermögen des zwischen den Fasern befindlichen Gels, das für die richtige Hautpolsterung (Turgor) verantwortlich ist, nimmt ab. Als Ergebnis zeigt sich Faltenbildung. Dieser Entwicklung kann durch qualitativ hochwertigen Sonnenschutz und die regelmäßige Pflege mit Vitamin E-haltigen Cremes wirksam vorgebeugt werden[19].

---

[19] DAZ 17(1998)

Vitamin E – Jungbrunnen für die Haut

Vitamin E als Schutzfaktor, insbesondere von Fettsäuren und anderen fettähnlichen Substanzen, hat eine günstige Wirkung auf den Feuchtigkeitsgehalt, also auf die Wasserbindungskapazität der Haut. Der Wasserverlust wird ebenso positiv reguliert wie die Hautoberflächenstruktur. Diesen so genannten *hydratisierenden* Einfluss von Vitamin E hat man im Rahmen eines wiederholten Auftragens von Öl-in-Wasser-Emulsionen (O/W-Emulsionen) mit 5% Vitamin E untersucht. Voraussetzung für einen positiven Einfluss des D-α-Tocopherols ist ein komplettes Durchdringen der Hornschicht bzw. der Hornschichtlamellen. Eine Vitamin E-freie O/W-Emulsion führte im Gegensatz zu einer Creme mit Vitamin E (5%) zu einem deutlichen Verlust der Wasserbindungskapazität. In einer weiterführenden Studie konnte man nach dreiwöchiger Anwendung der O/W-Emulsion mit 5% Vitamin E am Unterarm eine Zunahme der Hornschichtfeuchtigkeit feststellen.

Eine bekannte Methode, glättende Wirkungen auf feine Hautfalten und Gesichtslinien nachzuweisen, ist die so genannte Profilometrie auf der Basis von Hautabdrücken. Um die Fähigkeit einer mit 5% Vitamin E-haltigen O/W-Creme als Hautpflege zu überprüfen, wurden Hautabdrücke des seitlichen Augen-winkelbereichs ausgewertet. 20 weibliche Versuchspersonen im Alter zwischen 42 und 64 Jahren benutzten auf einer Augenseite die Vitamin E-haltige Zubereitung und auf der anderen Seite eine Kontrollcreme ohne Vitamin E zweimal täglich über vier Wochen. Von beiden Seiten wurden Hautabdrücke vor der Behandlung, nach 24 Stunden sowie nach einer, zwei und vier Wochen hergestellt. Der Vergleich wies deutliche Unterschiede hinsichtlich der Feinglättung auf. Die positive Wirkung der Vitamin E-haltigen Creme zeigte sich bereits nach 24 Stunden. Dies lässt auf eine schnelle Regulation der Hautfeuchte schließen. Der glättende Effekt blieb während der gesamten Behandlungszeit aufrechterhalten. In einer Langzeitstudie konnte die Wirkung von D-α-Tocopherol bei 20 weiblichen Probanden im Alter zwischen 42 und 60 Jahren beobachtet werden. Die Vitamin E-Cremewirkung auf Hautrauhigkeit – sowohl ohne UV-Belastung als auch nach wiederholter UV-Bestrahlung – wurde mit Hilfe der Hautabdrucktechnik untersucht. Auf zwei von drei Prüffeldern am inneren Unterarm trug man die Creme ohne natürliches Tocopherol bzw. eine Creme mit zwei Prozent RRR-α-Tocopherol zweimal täglich auf. Ein drittes Prüffeld blieb unbehandelt. Die Auswertung ergab keine positiven Ergebnisse.

Fazit:
Um der Haut gegen Faltenbildung, UV-Bestrahlung und vorzeitige Alterung bei der Regeneration zu helfen, sind Zubereitungen mit mindestens 5% D-α-Tocopherol notwendig. Deshalb ist beim Erwerb von kosmetischen Cremes zur Pflege der Haut auf den Vitamin E- bzw. D-α-Tocopherol-Gehalt zu achten. Nur dann ist eine optimale Regulations- und Regenerationsfähigkeit der Haut im Gesichtsbereich und am gesamten Körper zu erwarten[20].

Bessere Wundheilung mit Vitamin E

Aufgrund einer Vielzahl von Untersuchungen wird vermutet, dass Vitamin E einen positiven Einfluss auf die Wundheilung ausübt. Ebenso scheint D-α-Tocopherol unerwünschter Narben-

---

[20] PZ Dermo Pharmazie 49(1994)

bildung entgegenwirken zu können; dies gilt insbesondere für Operationswunden[21].

Da Vitamin E die Kettenreaktionen Freier Radikale und daraus resultierende Zellschäden weitgehend verhindert, können Zellfunktionen und die Wundfestigkeit durch den Einsatz von Vitamin E verbessert werden[22]. Hier spielt vor allem der nachgewiesene entzündungshemmende Effekt von Vitamin E eine besondere Rolle.

Schlussfolgerung:

▶ Eine Reihe von Untersuchungen zeigt, dass D-α-Tocopherol die Haut vor Schäden schützt, die mit der Produktion überschießender Freier Radikale verbunden sind. Diese Tatsache sollte verstärkt in der Hautpflege und Wundheilung berücksichtigt werden.

21 Ehrlich HP et al., Ann Surg 175(1972), 235-40
22 Taren DL et al., Int J Vitam Nutr Res 57(1987), 133-7

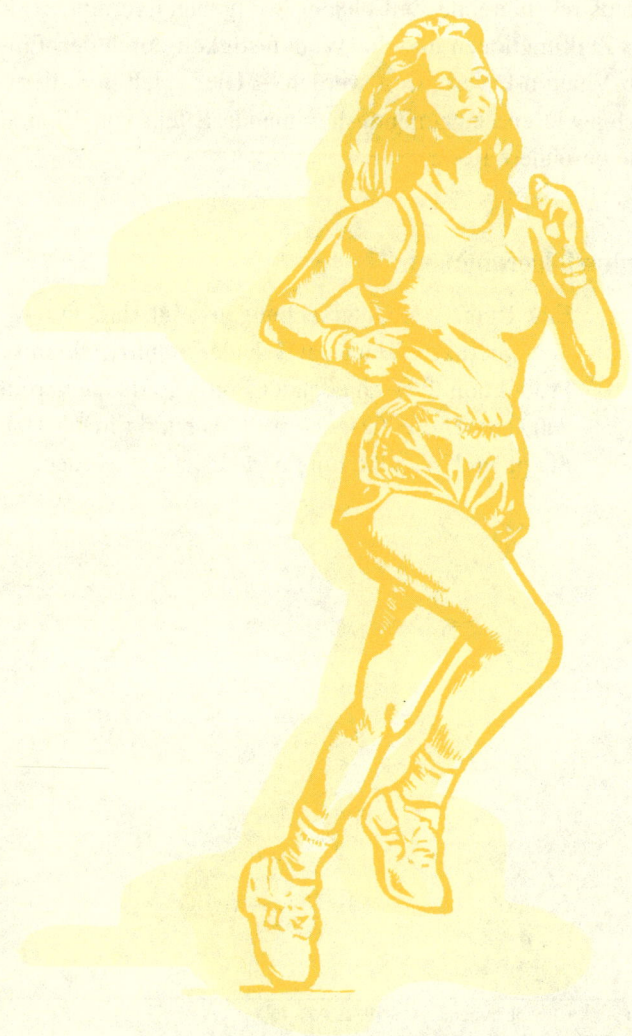

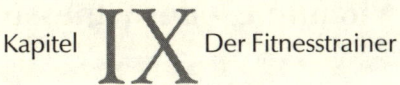

Vitamin E – der Fitnesstrainer

Was ist ATP?

Vitamin E für Hobby- und Leistungssportler?

Vitamin E – der Fitnesstrainer

Freie Radikale sind natürliche Stoffwechselprodukte. Ihre andauernde Neubildung ist ein selbstverständlicher Prozess, der nicht nur im menschlichen Körper abläuft. Alle Organismen, die Sauerstoff zur Energiegewinnung benötigen, erzeugen dabei als „Abfallprodukte" Freie Radikale. Unter normalen Bedingungen bleibt das Immunsystem – unser biologischer Schutzengel – Herr der Lage, denn es sorgt für den ständigen Nachschub antioxidativer Systeme, welche die reaktionsfreudigen „Sauerstoffbruchstücke" unschädlich machen.

Neue Untersuchungen belegen, dass die „antioxidativen Patrouillen" in unserem Körper jedoch auf verlorenem Posten stehen, wenn die biologischen Bedingungen aus dem Gleichgewicht geraten. Die Waage kann sich in beide Richtungen neigen. Das Gleichgewicht kann also sowohl durch eine Vitamin E-Unterversorgung wie auch durch eine Vermehrung nicht mehr beherrschbarer Radikale gestört werden. Bei intensiver körperlicher Belastung und einer damit einhergehenden vermehrten Bildung von Freien Radikalen sind die antioxidativen Kapazitäten bald erschöpft und die aggressiven Substanzen beginnen ihr zerstörerisches Werk.

Belastungen von kurzer Dauer und hoher Intensität bewältigt der Körper meist durch den Einsatz anaerober (=ohne Sauerstoff auskommend) Energievorräte. Wird der Organismus jedoch länger anhaltend belastet, steigt er auf die aerobe (=auf Sauerstoff angewiesen) Energieversorgung um. Dabei steigt der Sauerstoffverbrauch in den „Kraftwerken" der Zellen drastisch an, was eine vermehrte Bildung Freier Radikale zur Folge hat.

Wesentliche Bestandteile des antioxidativen Systems wie Vitamin E und Beta-Carotin können als fettlösliche Substanzen vom Körper nur sehr langsam transportiert werden. Sie müssen deswegen bereits in ausreichender Menge am Ort des Geschehens vorhanden sein, bevor die Aggressoren eintreffen.

Im Labor hat man nachweisen können, dass schon ein einfacher Vitamin E-Mangel rasch zu einer vermehrten Bildung Freier Radikale im Muskelgewebe führt[23]. Bei starker körperlicher Belastung erhöht sich das Missverhältnis um ein Vielfaches. Ist hingegen Vitamin E in ausreichender Menge vorhanden, lässt sich bei starker Belastung auf dem Ergometer ein vorübergehender Anstieg der Vitamin E-Konzentration im Plasma messen, während Kurzzeittraining keinerlei Einfluss auf den Vitamin E-Spiegel ausübt[24].

Was ist ATP?

Die bei der Oxidation von Nährstoffen und Sauerstoff frei werdende Energie wird im Stoffwechsel verwendet, um eine bestimmte chemische Verbindung aufzubauen, das Adenosintriphosphat (ATP). Diese energiereiche Phosphorverbindung dient dem gesamten Organismus, wann immer körperliche Leistung erbracht werden muss. Sie wird in den Mitochondrien gebildet und dann – stark vereinfacht ausgedrückt – wie biochemisches Wechselgeld gehandelt. Es kann überall dort gewinnbringend genutzt, also „ausgegeben" werden, wo gerade Energie erforderlich ist.

Vitamin E für Hobby- und Leistungssportler?

Es steht außer Zweifel, dass körperliche Bewegung eine vermehrte Bildung Freier Radikale in der Skelettmuskulatur

---

23 Davis K et al, Biochem Biophys Res Comm 107(1982), 1198-1205
24 Pincemail J et al, Eur J Appl Physiol 57(1988), 189-91

verursacht. Wer über einen längeren Zeitraum trainiert oder regelmäßig Sport treibt, sollte deswegen unbedingt für eine ausreichende Zufuhr von Antioxidantien sorgen. Bereits in den 40-er Jahren wurden erste Untersuchungsergebnisse bekannt, wonach UDSSR-Leistungssportler bei einer Gabe von 100 Gramm reinem Weizenkeimöl stärker belastbar wurden. Mit Vitamin E ließen sich höhere Ausdauerleistungen und kürzere Erholungsintervalle nachweisen.

Seit den 70-er Jahren wird Vitamin E beispielsweise der Astronautenkost zugesetzt. Man stand damals vor dem Rätsel, weshalb Astronauten, die länger als eine Woche im All waren, unter Blutarmut, Herzschwäche und körperlicher Erschöpfung litten. Es stellte sich heraus, dass diese Symptome als Folge eines starken Verlustes an roten Blutkörperchen (zwischen 20 und 30%) auftraten. Als bekannt wurde, dass Vitamin E auch den Überbringer des Sauerstoffes – die roten Blutkörperchen – schützt, begann man auf den Vitamin E-Gehalt in der Astronautennahrung zu achten. Seitdem wurden keine anämischen Erscheinungen mehr beobachtet.

Die Bildung von Freien Radikalen sowie die jeweilige mechanische Belastung der Muskulatur unterscheidet sich von Sportart zu Sportart. Es hängt stark davon ab, welche Bewegungsabläufe die jeweilige Disziplin verlangt. Darüber hinaus sind auch der individuelle Trainingszustand und die „antioxidative Kapazität" Messeinheiten, die zu berücksichtigen sind.

Leistungssportler verfügen nach Jahren des Trainings in der Regel über eine optimierte Energiegewinnung (siehe ATP, S.91). Die Enzym-Aktivität hat sich den Erfordernissen angepasst, und auch die Dichte der zellulären Kraftwerke (Mitochondrien) im Muskel ist erhöht. Bei starker aerober Belastung vergrößert sich der Sauerstoffverbrauch des Körpers um das

10- bis 15-fache. Der Bedarf in den Muskelzellen steigert sich sogar um das Hundertfache. Im Grunde kommt jede Muskelarbeit einem vermehrten Sauerstoffbedarf gleich. Unglücklicherweise ist jedoch die Konzentration antioxidativ wirkender Substanzen besonders in der Herz- und Skelettmuskulatur relativ gering. Das mag erklären, warum der Herzmuskel als besonders gefährdet gilt, oxidative Schäden davonzutragen.

> Gerät das Gleichgewicht zwischen Radikalen und Radikalfängern aus den Fugen, kann das insbesondere bei Leistungssportlern zur Zerstörung von Muskelzellen führen.

Mittlerweile schwören neben Astronauten viele Leistungssportler – vom Fußballer über Schwimmer und Gewichtheber bis hin zu Eiskunstläufern – auf Vitamin E. Doch auch engagierte Hobbysportler sollten ihren Muskeln eine Extraportion dieses Radikalfängers gönnen. Wer regelmäßig joggt, schwimmt, Rad fährt oder Tennis spielt, hilft seinen Muskeln, bei ausreichender Vitamin E-Zufuhr von 100 – 400 IE D-α-Tocopherol pro Tag belastbar zu bleiben und ihre Regenerationsfähigkeit anzuregen.

Warum hilft Vitamin E dem Körper, fit zu bleiben?

Es wirkt als

▶ „Radikalenfänger"

▶ „Beschützer" der roten Blutkörperchen

▶ „Schmieröl" für die Muskulatur

▶ „Manager" des Sauerstoffverbrauchs

Letztendlich wünschen wir uns alle Fitness und körperlich-geistige Leistungsfähigkeit, um die täglichen Anforderungen zu bewältigen; das gilt für den Sesselathleten wie für den leidenschaftlichen Hobbysportler. Wenn das Rostschutzmittel für Autos zur Selbstverständlichkeit geworden ist, darf das unverzichtbare „Rostschutzmittel" für sauerstoffbedürftige Zellen und Muskeln mit Fug und Recht Gleichberechtigung einfordern.

Dem Krebs
die Existenzgrundlagen nehmen

Wie entsteht Krebs?

Antioxidantien reparieren Zellen

Sich selbst vor Krebs schützen

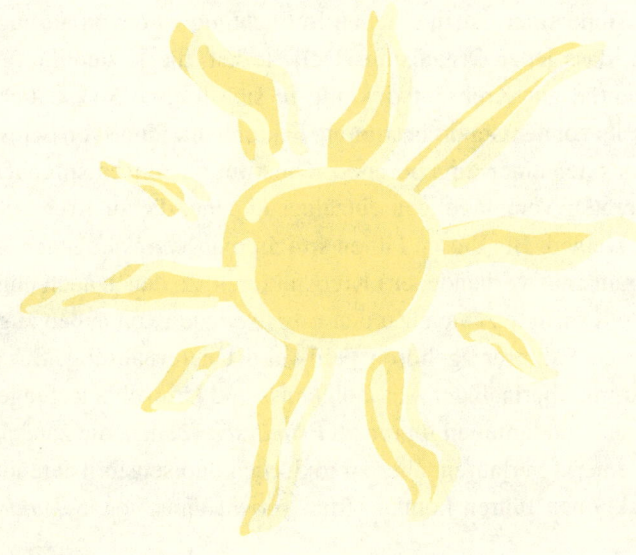

Dem Krebs die Existenzgrundlagen nehmen

Noch immer konzentriert sich die Krebsbehandlung weitgehend auf die Beseitigung der Krebsgeschwulst. Hiermit ist es aber nicht getan! Krebs erweist sich auch nach einer punktuellen Behandlung oder operativen Entfernung als heimtückisch. Krebserkrankungen neigen zu Rückfällen (Rezidiven); die Geschwulst kann erneut auftreten oder sich weiterentwickeln. Ein ganzheitsmedizinischer Ansatz trägt dieser gefürchteten Rezidiv-Gefahr bei Krebs Rechnung und trachtet, neben dem Tumor auch die Ursachen für eine Krebsentwicklung zu beseitigen.

Wie entsteht Krebs?

Im Sinne einer ganzheitlichen Betrachtung ist davon auszugehen, dass jeder Organismus Defizite hat, die letztendlich ein Potential zur Krebsentwicklung in sich tragen. So existieren bereits vor der Geburt bestimmte Faktoren im Sinne von Schwächen oder einer angeborenen Konstitution mit entsprechend vererbten Veranlagungen einzelner Organe, die zu Krebs führen können. Bei diesen Fällen spricht man von *endogenen* (im Organismus vorhandenen) Krebsfaktoren, zu denen auch ungelöste Konflikte zählen. Zu den *exogenen*, den von außen zugeführten Faktoren, gehören Fehl- und Überernährung, Stress, Nikotin, übermäßiger Alkoholgenuss und Umweltbelastungen. Diese Schädigungen führen zu *Primärschwächen,* die zunächst unbemerkt verlaufen, aber zu toxischen und sensibilisierenden Reaktionen führen können. Man spricht dann von *Sekundär-*

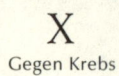

schwächen, wenn die Wirkungen sich gegenseitig verstärken und schrittweise die Funktionen lebenswichtiger Organe wie Leber, Nieren, Lunge, Knochenmark und andere schwächen. Daraus resultierende Stoffwechselprobleme entwickeln das notwendige Terrain oder Tumormilieu, das ein organisches Krebszellwachstum ermöglicht und fördert.

Das Tumormilieu ist aber nur eine der Voraussetzungen für die Existenz und Vermehrung von Krebszellen. Die eigentliche Tumorbildung ist erst bei gleichzeitiger Schwächung der Abwehr möglich. Das bedeutet:

▶ **Eine Krebsgeschwulst kann sich erst dann bilden, wenn weniger Krebszellen von der Immunabwehr vernichtet werden als neue entstehen können. Tumormilieu und Abwehrschwäche gemeinsam ermöglichen eine heimliche Krebsentwicklung.**

Zu diesem Zeitpunkt hat der Organismus die Fähigkeit eingebüßt, die Vermehrung und Verbreitung von zunächst einzelnen Krebszellen unter Kontrolle zu halten – das eigentliche Krebswachstum beginnt.

Antioxidantien reparieren Zellen

Zusammenhänge zwischen Ernährung und dem Risiko, an Krebs zu erkranken, sind zwar wahrscheinlich, wurden aber hierzulande kaum durch Studien nachgewiesen. Als bedeutender Schritt gilt die Erkenntnis Heidelberger Krebsforscher, dass der Verzehr von frischem Obst und Gemüse mit sehr hoher Wahrscheinlichkeit nicht nur vor bestimmten Krebsarten schützen, sondern auch zur Rückbildung von Krebsvorstufen beitragen kann. „Wenn wir weltweit den Konsum von Obst und Gemüse verdoppeln, erreichen wir einen Rückgang der Mortalität um 30%",

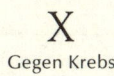

schätzt Prof. Helmut Bartsch von der Abteilung Toxikologie und Krebsrisikofaktoren am Deutschen Krebsforschungszentrum (DKFZ) in Heidelberg. Besonders vielversprechend scheinen Vitamine und Carotinoide zu sein. Sie bilden im Körper Antioxidantien und damit ein lebenserhaltendes Gegengewicht zu den vielfältigen oxidativen Faktoren. Der amerikanische Krebsforscher Bruce N. Ames nannte schon vor Jahren eine

*Die Reparatur-
mechanismen der
Zellen optimieren*

Zahl von 10.000 DNA-Schäden (Verfälschungen der Erbinformationen im Zellkern) täglich, die durch oxidative Prozesse im Körper entstehen und mit denen jede menschliche Körperzelle fertig werden muss, um krankhafte Veränderungen am

Erbgut bei Weitergabe an neue Zellgenerationen zu verhindern. Dass solche Defekte nicht zwingend zu verhängnisvollen Erbschäden oder Krebsgeschwüren führen, verdanken wir ausgeklügelten Reparaturmechanismen des Körpers, wobei die Antioxidantien den wirksamsten Schutz darstellen. Erste Hinweise ergaben sich durch Befragungen von Patienten hinsichtlich ihrer Ernährungsgewohnheiten. Hier zeigte sich eindeutig, dass ein reichlicher Verzehr von Früchten und Gemüse, aber auch von Milchprodukten eine schützende Wirkung auf die Entstehung von Krebserkrankungen im Bereich der Mundhöhle, des Rachens und Kehlkopfes ausübt. Allerdings fehlt bei diesen Empfehlungen der Hinweis auf die krebsschützenden Wirkungen durch Vitamin E. Wenn tatsächlich ein hoher Prozentsatz an Krebserkrankungen durch ein Korrigieren der Ernährungsgewohnheiten vermeidbar ist, dann darf der Hinweis auf Vitamin E zukünftig nicht fehlen! Obst und Gemüse, so wichtig sie auch sind, bieten die Vitamine C und Carotinoide sowie beschützende Pflanzenwirk- und Ballaststoffe an. Sie können jedoch nicht als Vitamin E-Lieferanten dienen. Selbst das Anreichern von Speisen mit hochwertigen Pflanzenölen vermag kaum den notwendigen Schutz mit Vitamin E zu bieten, weil wir der schlanken Linie wegen beim Fettverzehr Zurückhaltung üben und ferner viel zu viel Pflanzenöl notwendig wäre.

Das Vitamin E steht als antioxidativer Zellschutzfaktor in der Krebsvorbeugung in engem Verbund mit den anderen Antioxidantien. Unser Zellnetz besitzt als Ganzes qualitative Eigenschaften, welche aus der Summe seiner Teile, den kleinsten Bausteinen bestehen. Man weiß heute, dass die Zellen über ihre Membranen Informationen austauschen. Aus diesem Grunde widmet die Forschung der Zellwand zunehmend Aufmerksamkeit. Für die Krebsentstehung gilt:

► Geht durch Oxidation die Funktionstüchtigkeit von Zellwänden nach und nach verloren, wird die existentielle Kommunikation der Zellen untereinander gestört.

Bei Krebszellen ist diese Kommunikation offensichtlich erheblich geschädigt, denn Tumorzellen wachsen unkontrolliert. Sie haben ihr Oberflächenrelief verloren und wirken auch in ihrem Inneren wenig differenziert. Für die aktive Krebsvorsorge bedeutet das:

► Antioxidativer Membranschutz ist der Dreh- und Angelpunkt für die Regulationsmechanismen in und an den Zellen, um unkontrolliertes Wachstum durch Fehlinformationen an neue Zellen zu verhindern.

► Carotinoide wirken hier als Aktivierung der zellverbindenden gap junctions und stabilisieren auf diese Weise die Ordnung in und an den Zellen.

► Antioxidative Vitamine, vor allem Vitamin C, blockieren die Bildung von krebserregenden Nitrosaminen aus Nitrit.

► Antioxidantien können im Anfangsstadium der Krebsentstehung eingreifen und damit Entgleisungen der Erbinformationen im Zellkern erfolgreich unterbinden.

Welche Zufuhrmengen sind notwendig? Die Bestimmung des Vitamin E-Bedarfs schickt zwei Fragen voraus:

Soll sich die Aufnahme auf eine Vitamin E-Menge konzentrieren, die einen erkennbaren Mangel beseitigt oder wird eine höhere Versorgung zur Vermeidung oxidativer Schäden in Erwägung gezogen? Neue klinische Studien und Erfahrungswerte unterstreichen, dass eine optimale Versorgung der richtige Weg zu eigenverantwortlicher Prävention von Zivilisationsleiden ist.

Eine Studie in den USA ergab, dass die Blutkonzentration von Vitamin E in der Prävention von Lungenkrebs von wesentlicher Bedeutung ist. Zwei englische Untersuchungen zeigen, dass bei niedrigen Blutkonzentrationen von Vitamin E laut Klinikdaten eine Krebsgeschwulst im Verlauf des folgenden Jahres diagnostiziert wurde[25]. Frauen mit reduzierten Vitamin E-Plasmaspiegeln sind dabei einem deutlich gesteigerten Brustkrebsrisiko ausgesetzt. In einer Studie wurde die Beziehung zwischen Ernährung und dem Auftreten von Mund- und Rachenkrebs bei farbigen Amerikanern ermittelt. Ein deutlich niedrigeres Risiko, an diesen Krebsarten zu erkranken, hatten Frauen und Männer, wenn sie eine ballaststoffreiche Kost zu sich nahmen und gleichzeitig mit Vitamin E, C und Carotinoiden gut versorgt waren. Für Personen in den USA, die zusätzlich Vitamin E einnahmen, stellte das Untersuchungsteam ein deutlich vermindertes Mund- und Rachenkrebsrisiko fest[26].

---

25 Wald NJ et al., Br J Cancer 49(1984), 321-4
26 Gridley G et al., Am J Epidemiol 135(1992), 1083-92

Im Rahmen einer in Italien durchgeführten Studie stieg das Magenkrebsrisiko mit einer Zufuhr von Nitriten (Pökelsalze) und tierischem Eiweiß an, nahm jedoch proportional zu einer erhöhten Aufnahme von Vitamin E und C sowie bei verbesserter Zufuhr von Beta-Carotin ab. Auf der Basis dieser Studien und Untersuchungen müssen noch viele Ergebnisse der Vitamin E-Forschung und die Wirksamkeit anderer Schutzstoffe in die Krebsprävention einbezogen und weiter vorangetrieben werden [27].

Sich selbst vor Krebs schützen

Neuesten Studien zufolge werden mindestens 70% aller krebsbedingten Todesfälle durch gesundheitsschädigende Einflüsse und Gewohnheiten mitverursacht. Für eine wirksame Krebsprophylaxe sind eigenverantwortliches Handeln sowie eine geregelte Lebensweise unumgänglich. Dazu gehören:

► Gesunde, möglichst kalorienreduzierte, aber nährstoffreiche Kost

► Ein ausgewogener Schlaf-Wach-Rhythmus

► Regelmäßige Ruhe- und Entspannungsphasen

► Weitgehender Verzicht auf Alkohol, Tabak und Drogen

► Ein persönliches Anti-Stress-Programm

► Tägliche Bewegung an frischer Luft.

Farb- und Konservierungsstoffe, Pestizide, Rückstände von Hormonen und bestimmten Medikamenten in der Nahrung, Abgase, Schwermetalle und Belastungen aus Amalgamfüllungen

---

[27] Buiatti E et al., Int J Cancer 45(1990), 896-901

können das Terrain für eine Krebsentwicklung begünstigen. Somit ergibt sich aus Krebsprophylaxe und therapeutischen Erkenntnissen: Der Tumor ist nicht die Ursache einer Krebserkrankung, sondern deren Folge. Das Tumormilieu im Verbund mit einer geschwächten Abwehr sind folgerichtig die Voraussetzungen für eine Krebsentwicklung. Die klinischen und ernährungsmedizinischen Anstrengungen sollten sich also viel mehr mit den eigentlichen Ursachen der Krankheit befassen und nicht nur die Symptom-Behandlung der Krebsgeschwulst mit Stahl, Strahl und Chemotherapie im Auge haben. Es genügt auch nicht, jeden Tag mindestens fünf große Portionen frisches Obst und schonend zubereitetes Gemüse zu verzehren, um der Krebsentwicklung Einhalt zu gebieten. Eine Nahrungsergänzung – je nach Lebensalter und Belastung – sollte in der Prävention von Krebserkrankungen zwischen 100 - 400 IE Vitamin E, 500 - 1000 mg Vitamin C und 15 mg Beta Carotin täglich liegen.

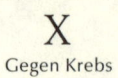

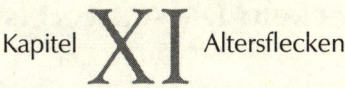

Kapitel XI Altersflecken

Altersflecken?
Die Antwort ist Vitamin E

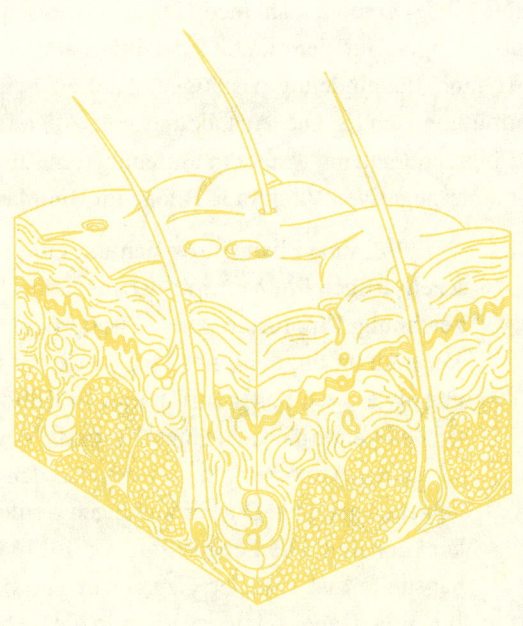

Altersflecken? Die Antwort ist Vitamin E

Adelle Davis – die bekannte US-Ernährungsexpertin und Autorin zahlreicher Bestseller – schrieb bereits vor 3 Jahrzehnten: „Ich vermute, dass die hässlichen braunen Flecken auf Gesichtern und Händen bei Menschen mittleren und höheren Alters durch einen Vitamin E-Mangel entstehen. Meistens erscheinen sie bei Frauen mit der Menopause, wenn der Vitaminbedarf stark ansteigt, und insbesondere dann, wenn weibliche Sexualhormone eingenommen werden".

Heute gibt es eine Vielzahl medizinisch wissenschaftlicher Veröffentlichungen auf dem Gebiet der internationalen Zellaltersforschung, die eindeutig bestätigen: Adelle Davis lag mit ihrer Vermutung richtig. Die Ausbildung von Altersflecken – auch age-pigment genannt – steht in untrennbarem Zusammenhang mit einer negativen Vitamin E-Bilanz im Blutplasma.

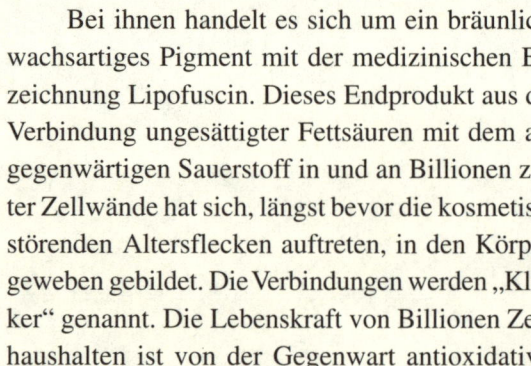

Bei ihnen handelt es sich um ein bräunlichwachsartiges Pigment mit der medizinischen Bezeichnung Lipofuscin. Dieses Endprodukt aus der Verbindung ungesättigter Fettsäuren mit dem allgegenwärtigen Sauerstoff in und an Billionen zarter Zellwände hat sich, längst bevor die kosmetisch störenden Altersflecken auftreten, in den Körpergeweben gebildet. Die Verbindungen werden „Klinker" genannt. Die Lebenskraft von Billionen Zellhaushalten ist von der Gegenwart antioxidativer Substanzen abhängig. Dabei spielt das Vitamin E eine herausragende Rolle: Es verhindert die Selbstverbrennung in und an Zellwänden, indem es sich selbst „zum Opfer anbietet". Aus der chemischen Reaktion entstehen bei optimaler Vitamin E-Versorgung lediglich harmlose und recht stabile Stoffwechselprodukte, die der Körper abbauen und ausscheiden kann.

In der Basalschicht der Haut entstehende kosmetisch störende Altersflecken bilden sich heute vielfach auch bereits in jüngeren Jahren aus. Die Pigmentanhäufungen zeigen sich beispielsweise in der Schwangerschaft und bei Frauen, die über längere Zeit die Pille einnehmen. Häufig ist auch purer Leichtsinn im Spiel, wenn an lichtexponierten Bereichen der Haut braune Flecken sichtbar werden. Sie entstehen, wenn schweißnasse Haut unter UV-Einstrahlung mit Eau de Toilette oder Parfum in Berührung kommt.

Pigmentflecken sind für viele Frauen ein Ärgernis

Altersflecken unterschiedlicher Ausdehnung und Färbung verursachen keine Schmerzen und beeinträchtigen auch die Hautgesundheit nicht. Sie sollten jedoch nicht nur als rein kosmetisches Problem mit negativen Auswirkungen auf das Selbstwertgefühl betrachtet werden. Vorsicht ist dann geboten, wenn sich die Flecken verändern, entzünden und rote Ränder aufweisen. In solchen Fällen muss unverzüglich der Arzt aufgesucht werden.

Altersflecken sollten überhaupt erst gar nicht entstehen! Insbesondere junge Frauen, die der schlanken Linie wegen extrem fettarm essen und deshalb kaum pflanzliche Öle zu sich nehmen, benötigen dringend eine vorbeugende Nahrungsergänzung mit Vitamin E-Kapseln. Eine tägliche Gabe von 100 - 200 IE ist erforderlich, um den Zellen antioxidativen Schutz zu bieten. In mittleren und späteren Jahren und gerade dann, wenn sich die ersten Pigmentflecken zeigen, sollte die tägliche Dosis auf 400 IE angehoben werden, damit der biologische Zellschutz als eine aktive Altersbremse wirksam werden kann.

Nicht nur die Haut, sondern alle Gewebe und Organe des Körpers profitieren von der Möglichkeit, das anfänglich unbemerkte, doch stetig fortschreitende „Ranzigwerden" durch den unkontrollierten Verbund von Fetten mit Sauerstoff rechtzeitig zu bremsen.

Neben der Nahrungsergänzung sind Vitamin E-haltige Cremes eine vernünftige Alternative, auch von außen auf die Entwicklung von Altersflecken einzuwirken. Wichtig ist nur, dass die äußerlich anwendbaren Präparate der Haut genügend Vitamin E zuführen. Die Hersteller loben zwar vollmundig den Vitamin E-Anteil auf dem Etikett aus, zumeist ist dieser jedoch so niedrig dosiert, dass die Cremes und Lotionen in Tuben und Tiegeln lediglich vor Oxidation – also dem raschen Verderb durch den Einfluss von Sauerstoff – geschützt werden. Für die Gesundheit der Haut bleibt dann nichts oder nur sehr wenig übrig. Mindestens 5% Vitamin E sollen die pflegenden Präparate schon enthalten. Beachten Sie daher die Deklaration auf der Packung genau.

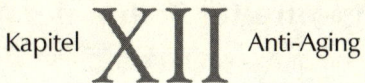

Anti-Aging –
uralter Traum der Menschheit

Verzögern Antioxidantien das Altern?

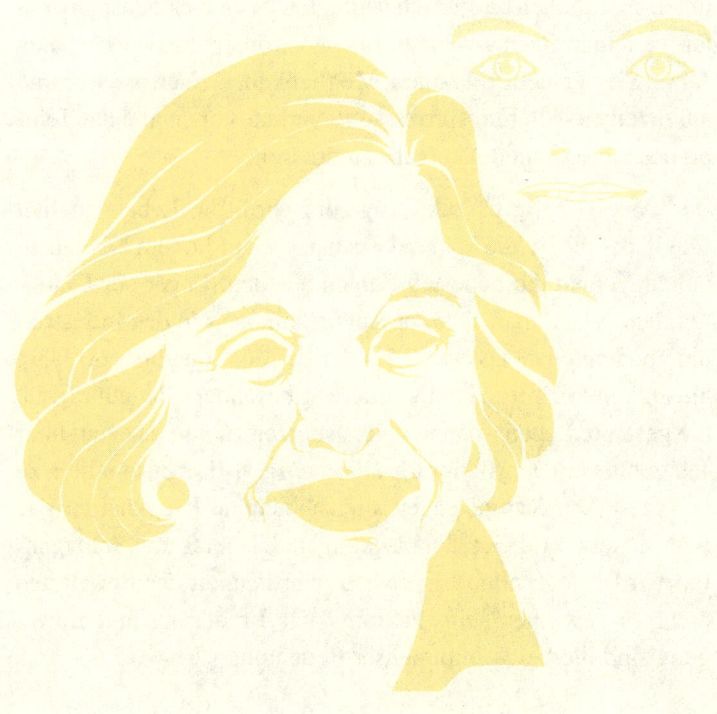

Anti-Aging – uralter Traum der Menschheit

Der faszinierende und in zahlreichen Legenden beschriebene Gedanke, Jugend und Schönheit durch ein Bad im sagenhaften Jungbrunnen wiederzugewinnen, versinnbildlicht den Wunsch des Menschen, lange zu leben und dabei niemals zu altern. Der Zeitgeist verdeutlicht dieses Anliegen im besonderen Maße. Wir möchten jugendlich, leistungsfähig, gesund und beweglich, erfolgreich und gutaussehend sein – und bleiben.

Die Gerontologie (Alterswissenschaft) befasst sich mit den unterschiedlichen biologisch bedingten, aber auch hausgemachten Veränderungen des menschlichen Körpers bis in die späten Jahre. Sie versucht aber auch, Möglichkeiten zu erforschen und aufzuzeigen, Alterungsprozesse zu verlangsamen und das Tempo der biologischen Altersuhr zu drosseln.

Wie wichtig es zukünftig sein wird, die Lebensqualität möglichst bis in die späten Lebensjahre auf hohem Niveau zu halten, zeigen die neuesten Zahlen aus dem Lager der Demographen. Wenn man sich vor Augen hält, dass in den Industrienationen bereits jetzt etwa 15% der Bevölkerung über 60 Jahre alt sind, kommt der Herausforderung besondere Bedeutung zu, die gesamte Lebensspanne voll ausnutzen zu können, statt über Jahrzehnte hinweg langsam aber stetig an Lebensqualität zu verlieren. Der Kampf gegen altersabhängige Krankheiten wie Krebs, Herz- und Gefäßerkrankungen, Diabetes und Schlaganfall wird jedoch ohne Eigenverantwortlichkeit der Beteiligten nicht zu gewinnen sein. Faktoren wie Ernährung und Bewegung sind hierbei von immenser Bedeutung.

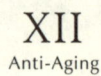

Die so genannten altersabhängigen Krankheiten beginnen nicht etwa erst ab dem 60. Lebensjahr. Ihre Ursachen sind bereits in den jungen Lebensjahren angelegt. So ist beispielsweise eine Osteoporose in der Jugend durch kalziumarme Kost „vorbereitet" worden. Nur ihre schmerzenden Symptome zeigen sich meist erst im mittleren und höheren Lebensalter. Die erste Diagnose einer Krankheit – etwa in der Lebensmitte – ist lediglich der Zeitpunkt, von dem an die Krankheit schlimmer werden kann und möglicherweise auch zum Tode führt.

Älter werden ohne zu altern

Dr. Jeffrey Blumberg, Leiter des Antioxidants Research Laboratory an der Universität Boston, vertritt die Ansicht, es sei wichtiger, die Gesundheitsspanne zu verlängern - und nicht die Lebensspanne. Schließlich sind wir heute bei einer durchschnittlichen Lebenserwartung von 75 Jahren angekommen. Um 1900 lag diese noch bei etwa 50 Jahren. Blumberg ist überzeugt, dass „gesündere Ernährungsweisen diese Prozesse ausreichend verlangsamen können". Damit würde sich die Entstehung chronischer Krankheiten verschieben oder gar weitgehend vermeiden lassen.

Schon in den 50-er Jahren veröffentlichte Denham Harman Untersuchungsdaten, die von der Beschleunigung des Alterungsprozesses durch Freie Radikale ausgehen. Allein die Häufung degenerativer Erkrankungen und die fortschreitende Schwächung des Immunsystems im Alter sprechen für diese These.

Zu den Krankheiten, die gehäuft im Alter auftreten und mit einer Schädigung durch Freie Radikale verbunden sind, zählen:

▶ Morbus Alzheimer

▶ Krebsleiden

▶ Diabetes mellitus

▶ Katarakt (grauer Star)

▶ Kardiovaskuläre Erkrankungen

▶ Morbus Parkinson.

Die Liste ließe sich weiter fortsetzen. Und das ist im Grunde auch nicht besonders erstaunlich, denn das Entstehen Freier Radikale ist ein fundamentaler Stoffwechselprozess, der unter gestörten Bedingungen wie einem Mangel an Antioxidantien oder vermehrter Bildung von Freien Radikalen Schädigungen bei Billionen von Zellen hervorrufen kann.

Die Sorgen um das globale Klima und die Umweltverschmutzung sind heute glücklicherweise weit verbreitet. Ein folgerichtiger Schritt wäre daher nun, diese Sensibilität auch der persönlichen Biosphäre entgegenzubringen.

Verzögern Antioxidantien das Altern?

Zentraler Dreh- und Angelpunkt des Alterungsprozesses in mehr als 60 Billionen Körperzellen ist das Immunsystem. Eine optimale, nicht nur gerade eben ausreichende Versorgung mit Antioxidantien – insbesondere mit Vitamin E – reguliert und stärkt in Tierversuchen wie auch bei klinischen Untersuchungen beim Menschen die mit zunehmendem Alter verringerte immunologische Abwehrfähigkeit. Dies gilt sowohl für die humorale (Körperflüssigkeiten betreffende) als auch die zellvermittelnde Immunität und damit für alle biologischen Fähigkeiten des Organismus, sich aus eigener Kraft gegen Zellschädigungen durch überschießende Freie Radikale zur Wehr zu setzen. In einer kontrollierten Untersuchung zeigte sich, dass ein Großteil wichtiger körpereigener Abwehrkräfte bereits nach 30-

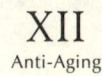

tägiger Gabe von 800 IE d-α-Tocopherol gestärkt werden konnte[28].

Die Theorie der Freien Radikale als Schrittmacher von Alterungsprozessen wird immer stärker durch neue Befunde gestützt. Aber auch über den Einfluss weiterer Ernährungsfaktoren liegen wichtige Daten vor. Durch ein langjähriges Angebot einer deutlich kalorienreduzierten Kost (wenig Fett, Zucker, Alkohol), die mit Antioxidantien aufgewertet wird, steigt die Widerstandsfähigkeit gegen zu frühe Alterungsprozesse in den Zellen an. Gleichermaßen ist in Zellen und Geweben die Möglichkeit gegeben, Stoffwechselentgleisungen wie Diabetes mellitus, Herz-Kreislauf-Leiden und bösartigen Geschwulstbildungen rechtzeitig vorzubeugen.

Durch kalorienbegrenzte Ernährung (bei optimaler Versorgung mit Antioxidantien gegen den Zugriff Freier Radikale) lau-

> **Wichtig:** Der individuelle Alterungsprozess wird nicht schicksalhaft und allein von genetischen Faktoren, sondern auch vom Lebensstil und insbesondere der Ernährung nicht unwesentlich geprägt.

fen Alterungsprozesse langsamer ab[29]. Ihnen ein Schnippchen zu schlagen ist mit einem modernen „Jungbrunnen", dem Vitamin E, möglich. Wenn wir uns rechtzeitig darauf besinnen, unsere Nahrung aufzubessern und je nach Alter und Gesundheitszustand 100 - 400 IE d-α-Tocopherol einzunehmen, geben wir vielleicht dem Leben nicht mehr Jahre, aber den Jahren mehr Leben.

---

[28] Meydani SN et al., Am J Clin Nutr 52(1990), 557-63
[29] Sohal RS et al., Science 273(1996), 59-63

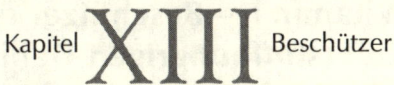

Vitamin E –
Beschützer des sauerstoffhungrigen
Gehirns

Warum reagiert das Gehirn so hochsensibel?

Wie zeigt sich die Alzheimer-Krankheit?

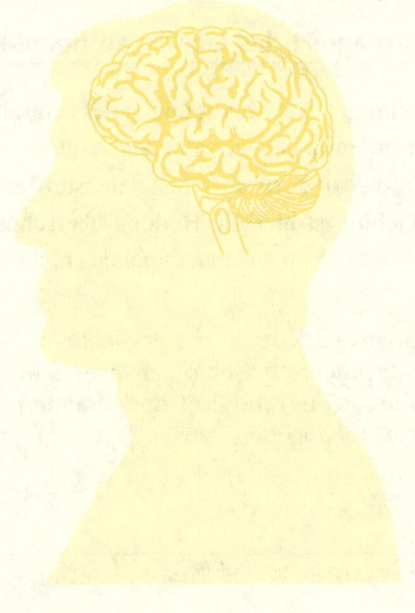

Vitamin E – Beschützer des sauerstoffhungrigen Gehirns

Das Entstehen einiger degenerativer und mit zunehmendem Lebensalter vorkommender Hirnerkrankungen – wie Morbus Alzheimer – wird vielfach mit einer Langzeitschädigung durch Freie Radikale erklärt. Mancherorts versucht man daher, die klassischen Therapiemaßnahmen durch Gaben antioxidativer Vitamine aufzuwerten. Damit ist man sicher auf dem richtigen Weg[30]. Allerdings wäre gezieltes Vorbeugen auf der Grundlage einer regelmäßigen Gabe von 100 - 400 IE d-α-Tocopherol ab 35 Jahren der vernünftigere Weg, dem empfindsamen Gehirn unnötigen oxidativen Stress zu ersparen.

Warum reagiert das Gehirn so hochsensibel?

Altersbedingte Zellschädigungen des zentralen Nervensystems (ZN) werden in besonderem Maße durch Freie Radikale verursacht. Infolge des extrem hohen Sauerstoffbedarfs und -verbrauchs im Gehirn ist hier die Bildung überschießender Freier Radikale im Vergleich zu anderen Organen am höchsten.

> Nur etwa 2% des Körpergewichtes beansprucht das Gehirn, aber selbst in Ruhe setzt es rund 20% des gesamten Sauerstoffangebotes um.

---

[30] Kasper H, Ernährungsmedizin und Diätetik (1996)

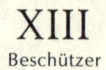

Das sauerstoffbegierige Gehirn ist dem Zugriff und den daraus resultierenden Zellschädigungen durch Freie Radikale in hohem Maße ausgeliefert. Sie tragen zum Entstehen akuter und chronischer Erkrankungen des Gehirns und des Nervengewebes bei.

Wie zeigt sich die Alzheimer-Krankheit?

Einer der ersten Hinweise auf das Krankheitsbild ist Vergesslichkeit. Sie ist nicht rückgängig zu machen und es ist sinnlos, einen Alzheimer-Patienten nach Dingen zu fragen, an die er sich nicht mehr erinnern kann. Ist zudem noch die Sprachfähigkeit gestört, wird die Kommunikation mit dem Patienten immer schwieriger. Bruchstückhafte Sätze und wirre Wortwahl behindern die Unterhaltung. Auch ein schlechtes Hörvermögen kann zur Ursache vieler Probleme werden. In der Anfangsphase ist es schwierig zu sagen, ob jemand an der Alzheimer-Krankheit leidet oder nicht. Manche Menschen zeigen klare Symptome der Erkrankung. In anderen Fällen ist es möglich, durch medizinische Tests zumindest auszuschließen, dass es sich um Alzheimer handelt. Nach wie vor gibt es zahlreiche Missverständnisse um die Alzheimer-Krankheit. Schon junge Leute sprechen leichtfertig über erste Anzeichen von „Alzheimer", wenn sie etwas vergessen. Dabei hat Vergesslichkeit in den meisten Fällen nichts mit dem wirklichen Alzheimer zu tun. Allerdings ist es ratsam, beim Feststellen einer ernsten Verschlechterung der Merkfähigkeit einen Arzt aufzusuchen. Altersbedingte Einbußen wie Vergesslichkeit oder das Nachlassen der Seh- und Hörfähigkeit deuten nicht zwingend auf Alzheimer-Krankheit hin.

Die Alzheimer-Erkrankung ist ein fortschreitendes, unheilbares Leiden des Gehirns – kein Zeichen von Alter. Sie ist ein Komplex aus verschiedenen Leiden, deren eigentliche Ursache noch immer unbekannt ist. Das sagen zumindest zahlreiche Experten. Andere behaupten, ein allgemeiner Verlust an Hirnsubstanz, hervorgerufen durch das Austrocknen wichtiger Bereiche, sei die Ursache der Alzheimer-Demenz. Außerdem werden sowohl genetische, immunologische und infektiöse Auslöser diskutiert.

Anzeichen und Folgen der Alzheimer-Krankheit sind:

1. Merkfähigkeitsstörungen

2. Schwindelgefühl

3. Allgemeine Leistungsschwäche

4. Anfallartig auftretende Gehstörungen

5. Muskelveränderungen

6. Im Spätstadium Auflösung der Persönlichkeit

Schon seit einiger Zeit wird darüber diskutiert, in welcher Weise Freie Radikale und dadurch ausgelöste oxidative Schäden an Zellmembranen des Gehirns für das Entstehen und Weiterentwickeln der Erkrankung verantwortlich zu machen sind. Es gibt experimentelle Hinweise darauf, dass eine für die Erkrankung typische Amyloidbildung unter dem Einfluss Freier Radikale abläuft und dass dieser Prozess durch Antioxidantien unterbrochen werden kann. So fanden sich im Blutplasma von Alzheimer-Patienten außerordentlich niedrige Konzentrationen von Vitamin E. Die Experten diskutieren, ob und inwieweit die ungewöhnlich geringen Konzentrationen antioxidativ wirkender Substanzen das Fortschreiten degenerativer Prozesse begünstigt. Die Beziehung zwischen Plasmakonzentrationen antioxidativer Vitamine und kognitiven Leistungen (des Gehirns) wurden bei 442 Teilnehmern im Alter von 65 bis 94 Jahren unter-

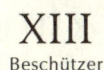

sucht. Es ging darum, das freie Erinnerungsvermögen und den Wiedererkennungswert sowie den Wortschatz in einen engen Bezug zum Status der antioxidativen Versorgung zu setzen. Die Forscher betonten, dass Antioxidantien eine bedeutende Rolle im Alterungsprozess des Gehirns spielen und sich aus diesem Zusammenhang Folgerungen für die Prävention kognitiver Beeinträchtigungen ergeben[31].

In einer weiteren Studie mit 341 Alzheimer-Patienten wurde untersucht, inwieweit die Gabe von Vitamin E (2000 IE d-α-Tocopherol pro Tag) im Verbund mit einem gegen die Alzheimer-Krankheit wirksamen Medikament oder einem Placebo (Scheinpräparat) über einen Zeitraum von zwei Jahren das Auftreten schwerwiegender Krankheitsfolgen beeinflusst. Die Behandlung mit Vitamin E in hoher Dosierung oder mit dem Medikament kombiniert verzögerte das Fortschreiten der Krankheit. Der Zeitraum bis zum Eintreten schwerer Symptome verlängerte sich im Vergleich zur Einnahme des Scheinpräparates durch die Vitamin E-Behandlung um 230 Tage. Dadurch konnte die Notwendigkeit der Heimunterbringung deutlich hinausgeschoben werden[32].

Im Hinblick auf die Alzheimer-Krankheit ist nach heutigem Wissensstand Folgendes festzuhalten: Ein langfristiger Vitamin E-Mangel geht mit fortschreitenden neurologischen Syndromen einher, die durch frühzeitige und optimale Vitamin E-Gabe nicht nur gebessert, sondern sogar verhindert werden können. Dabei kam zum Ausdruck, dass Vitamin E natürlichen Ursprungs offenbar vom menschlichen Nervensystem bevorzugt wird. Diese Beobachtung könnte für die Behandlung von neurologischen Störungen in Zukunft bedeutsam sein.

31 Perrig WJ et al., J Am Geriatr Soc 45(1997), 718-24
32 Sano M et al., N Engl J Med 336(1997), 1216-22

Es besteht heute kaum noch ein Zweifel daran, dass oxidativer Stress bei der Entstehung von Störungen und Erkrankungen des menschlichen Gehirns und des Nervensystems ursächlich beteiligt ist. Die Mehrzahl der verfügbaren Studien zeigt einen positiven Einfluss von Vitamin E – als Monosubstanz oder in Kombination mit anderen Antioxidantien. Die optimale Versorgung mit Vitamin E kann die Schwere der Symptome zum Beispiel bei der Alzheimer-Erkrankung mildern oder das Fortschreiten der Krankheit hinauszögern. Damit übt Vitamin E im Verbund mit anderen Antioxidantien einen wesentlichen Einfluss auf die Lebensqualität erkrankter Menschen aus.

In unserer überalterten Bevölkerung wird es immer mehr Menschen geben, die von neurologischen Störungen betroffen sind.

Fazit:

▶ **Es ist ratsam, nicht erst zu warten, bis das Gehirn und Nervensystem bestimmte Einbußen und Ausfälle signalisiert. Eine Alzheimer-Erkrankung – so heißt es unter Experten – kann schleichend bereits mit dem 50. Lebensjahr beginnen, um dann etwa 8 Jahre später die ersten Symptome zu zeigen. Die altersbedingten Schäden am Zentralnervensystem durch überschießende Freie Radikale werden demnach deutlich früher angelegt. Wir können für unsere geistige Fitness und ein längeres Leben ohne Einbußen der kognitiven Fähigkeiten eine ganze Menge tun. Das Zauberwort heißt hier: Vorbeugung! Und zwar zur rechten Zeit; nämlich dann, wenn wir uns noch vollkommen gesund und leistungsfähig fühlen.**

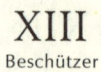

Zum Schluss

Die bedeutende Herausforderung einer rechtzeitigen Prävention für die Gesundheit der Bevölkerung wird in unserem strapazierten Gesundheitswesen erst ganz allmählich wieder erkannt und bedauerlicherweise nur sehr langsam in die Tat umgesetzt.

In diesem Jahrhundert hat sich die Lebenserwartung der Menschen in Deutschland durch die Verbesserung der hygienischen und sozio-ökonomischen Bedingungen, die Abnahme der Mütter- und Säuglingssterblichkeit sowie der Entdeckung der Antibiotika kontinuierlich erhöht. Allerdings geschieht das oft um den Preis chronischer Krankheiten oder Multimorbidität (=gleichzeitige Ausbildung mehrerer Leiden). Vielfach sind vermeidbare Zivilisationskrankheiten im Spiel, weil es an rechtzeitiger Aufklärung fehlt oder vergessen wird, auf die eigene Verantwortung in Gesundheitsfragen von Kindesbeinen an hinzuweisen. Die Folgen sind neben zahllosem individuellen Leid hohe volkswirtschaftliche Kosten, die hierzulande nicht nur die gesetzliche Krankenversicherung, sondern auch weitere Systeme der sozialen Absicherung erschüttern.

Diese Entwicklung zwingt uns zum Umdenken und Festlegen neuer Prioritäten. Gesundheitsförderung und Prävention müssen zukünftig im Mittelpunkt unseres Gesundheitswesens stehen. Sonst hat es diese Bezeichnung nicht verdient!

Mit dem vorliegenden Buch erhalten Sie eine Fülle von Anregungen, die dazu beitragen können – und sollten, rechtzeitig auf sich zu achten und dabei die Sicherheit zu gewinnen, zum richtigen Zeitpunkt das Notwendige für Ihre Gesundheit zu tun. Ich wünsche Ihnen gutes Gelingen.

Literatur- und Quellenhinweise

Prof. Dr. med. Hans-K. Biesalski
Vitamine
Trias, Stuttgart, 1996

Prof. Dr. Michael Hamm / Cornelia Malz
Schach dem Schmerz
Humboldt, München, 1993

Prof. Dr. Michael Hamm /
Prof. Dr. Helmut Gohlke / Angela Merklin
Vitalkost für Ihr Herz
Trias, Stuttgart, 1998

Maria-E. Lange-Ernst
Bluthochdruck – Kampf dem leisen Killer
Goldmann, München, 1992

Maria-E. Lange-Ernst
Das Geheimnis unserer Energie
LebensBaum Verlag, Bielefeld, 1994

Maria-E. Lange-Ernst
Vitamin E – Elixier für die Haut
Wilhelm-Heyne- Verlag, München, 1985

Maria-E. Lange-Ernst
Essen mit Lust auf Gesundheit
Verlag Peter Erd, München, 1994

Maria-E. Lange-Ernst
Fünfzig Jahre dreißig sein
Goldmann, München, 1987

Dr. med. Bodo Kuklinski/Dr.med. Ina van Lunteren
Neue Chancen
– zur natürlichen Vorbeugung und Behandlung von
umweltbedingten Krankheiten
LebensBaum Verlag, Bielefeld, 1995

Dr. med. Bodo Kuklinski/Dr.med. Ina van Lunteren
120 Jahre jung
LebensBaum Verlag, Bielefeld, 1996

Jeroen van Lunteren/Herrmann Ehmann
Vitamine helfen heilen
– Mikronährstoffe – die nebenwirkungsfreie Alternative
LebensBaum Verlag, Bielefeld, 1998

Prof. Dr. Hellmut Mehnert
Diabetes und andere Stoffwechselkrankheiten
Piper, München, 1991

Prof. Dr. Karlheinz Schmidt / Prof. Dr. Wolfgang Wildmeister
Vitamin E in der modernen Forschung
MKM Verlag, Lenggries, 1993

Jutta Wellmann / Dr. Johann Meyer
Gesundheit heute – der große Selbsthilfe-Ratgeber
Südwest-Verlag, München, 1994

Glossar

Adenosintriphosphat (ATP): Lieferant und Speicher der Zellenergie

Aggregation: Vereinigung von Molekülen zu Molekülverbänden

Amalgam: Legierung von Quecksilber mit anderen Metallen

Amyloid: stärkeähnlicher Eiweißkörper, der durch krankhafte Prozesse im Organismus entsteht und sich im Bindegewebe der Blutgefäße ablagert

anämisch: mit Mangel an rotem Blutfarbstoff

Antioxidantien: Substanzen, die die Bestandteile der Zelle vor Freien Radikalen schützen

antioxidativ: *Antioxidantien

Arteriosklerose: Arterienverkalkung

Arthrose: fortschreitende chronische Gelenkerkrankung

Biomarker: biologische Leitsubstanz

Broca-Formel: Formel zur Bestimmung des Sollgewichts gleich Körpergröße minus 100

Carotinoide: gelbe bis rote pflanzliche Farbstoffe

Cholesterin: fettähnlicher Stoff, wichtiger Bestandteil der Zellmembranen

Demenz: Verlust der intellektuellen Fähigkeiten, z. B. des Gedächtnisses, infolge von Hirnschädigung

Demograph: Bevölkerungswissenschaftler (Zustand und Veränderung von Bevölkerungszahl und -zusammensetzung)

Derivat: Abkömmling einer chemischen Verbindung

Diabetes mellitus: Zuckerkrankheit

DNA: Trägermoleküle der Erbsubstanz

Doppelblindstudien: Studie, bei der weder Versuchsleiter noch Testperson weiß, ob eine Wirksubstanz oder ein Scheinpräparat (Placebo) verabreicht wird

elektromyografisch: elektronische Meßmethode von Aktionspotentialen der Muskeln

endogen: im Innern entstehend

Endothel: Zellschicht, die Blut- und Lymphgefäße auskleidet

Ergotherapie: Beschäftigungstherapie

exogen: außen entstehend

Freie Radikale: sehr aktive Sauerstoffverbindungen, die Zellbestandteile schädigen können

ganzheitsmedizinisch: Ansatz, der den Menschen als Einheit aus Körper, Geist und Seele sieht

gap junction: Kanal zwischen zwei Zellen, über den der Austausch kleinerer Moleküle erfolgt, nur im Elektronenmikroskop erkennbar

Gerontologie: Lehre von den Alterungsvorgängen

Glykogen: tierische Stärke

Homocystein: schwefelhaltige Aminosäure

humoral: die Körperflüssigkeiten betreffend

Hypertonie: Bluthochdruck

Insulin: Hormon mit blutzuckersenkender Wirkung

kardiovaskulär: Herz und Gefäße betreffend

kognitiv: die Erkenntnis betreffend

Kohlenhydrate: aus Kohlenstoff, Wasserstoff und Sauerstoff zusammengesetzte organische Verbindungen, Fachbegriff für Zucker und Stärke

Kollagen: Gerüsteiweiß, das sich u.a. in Bindegewebe, Knochen, Knorpeln, Sehnen und Bändern befindet

koronar: die Herzkranzgefäße betreffend

Leberzirrhose: schwere Schädigung der Leber, bei der die Leber schrumpft und ihre Funktionsfähigkeit verliert

Lipidperoxidation: mehrstufige chemische Reaktion zwischen ungesättigten Fettsäuren, Sauerstoff und Wasserstoff, führt zum Fettverderb

Lymphgefäße: Gefäße, die eiweißhaltige Körper- bzw. Gewebeflüssigkeit enthalten

Makroangiopathie: Erkrankung der großen und größeren Gefäße

Mallorca-Akne: eine Form der Hautempfindlichkeit gegenüber Sonnenlicht

Mitochondrien: Bestandteile der Zelle, in denen Energie (*ATP) produziert wird

Monopräparat: Präparat, das nur eine Wirksubstanz enthält

Mortalität: Sterblichkeit

Myokardinfarkt: Herzinfarkt

Neuropathie: Nervenleiden

nichtsteroidale Antirheumatika: Mittel zur Behandlung rheumatischer Krankheiten, die entzündungshemmend und schmerzlindernd wirken

Ödem: Gewebewassersucht

Osteoporose: Schwund des festen Knochengewebes

oxidativer Stress: Ungleichgewicht zwischen Freien Radikalen und Antioxidantien zugunsten der Freien Radikale

Pigment: Farbstoff

Polyarthritis: Entzündung mehrerer Gelenke

Prävention: Vorbeugung

Profilometrie: Messung des Hautprofils

Reduktionskost: Diät zur Gewichtsabnahme

Rezidiv: Rückfall bei einer Krankheit, d. h. Wiederauftreten nach völliger Abheilung

Skorbut: Krankheit durch Mangel an Vitamin C

Stereoisomere: chemische Bezeichnung für gleiche Verbindungen mit unterschiedlicher räumlicher Struktur

Stickoxide: Verbindungen von Stickstoff mit Sauerstoff

Sympathikus: Teil des vegetativen Nervensystems

Syndrom: typische Kombination einer Gruppe von Krankheitszeichen

Thrombose: Entstehung eines Blutgerinnsels in der Blutbahn

toxisch: giftig

Tumormilieu: eine den Krebs fördernde Umgebung

Zur Autorin

Maria-E. Lange-Ernst stellte Anfang der 80iger Jahre als erste das Vitamin E einem breiten Publikum im deutschsprachigen Raum vor. Erneut berichtet jetzt die Autorin über die aktuellen Forschungsergebnisse aus aller Welt und verdeutlicht: Vitamin E in höherer Dosierung ist ein unverzichtbares Elixier zum Schutz von Herz und Gefäßen, Haut und Bindegewebe und vielem mehr. Vitamin E beugt auf natürliche Art und Weise den Zivilisationsleiden Arteriosklerose und Herzinfarkt, rheumatischen Erkrankungen, Stoffwechselentgleisungen wie Diabetes mellitus vor und bremst vorgezogene Alterungsprozesse der Zellen aus.

Mit landesüblicher Kost ist der Zugewinn an Gesundheit und Wohlbefinden allerdings nicht erreichbar.